公衆栄養学実習

井上浩一・川野　因・本田榮子
編著

石原淳子・大木和子・草間かおる・五関正江・坂田郁子・高地リベカ・髙橋啓子
竹内育子・多田由紀・田村須美子・坪野吉孝・橋本加代・早渕仁美・森脇弘子・吉澤和子
共著

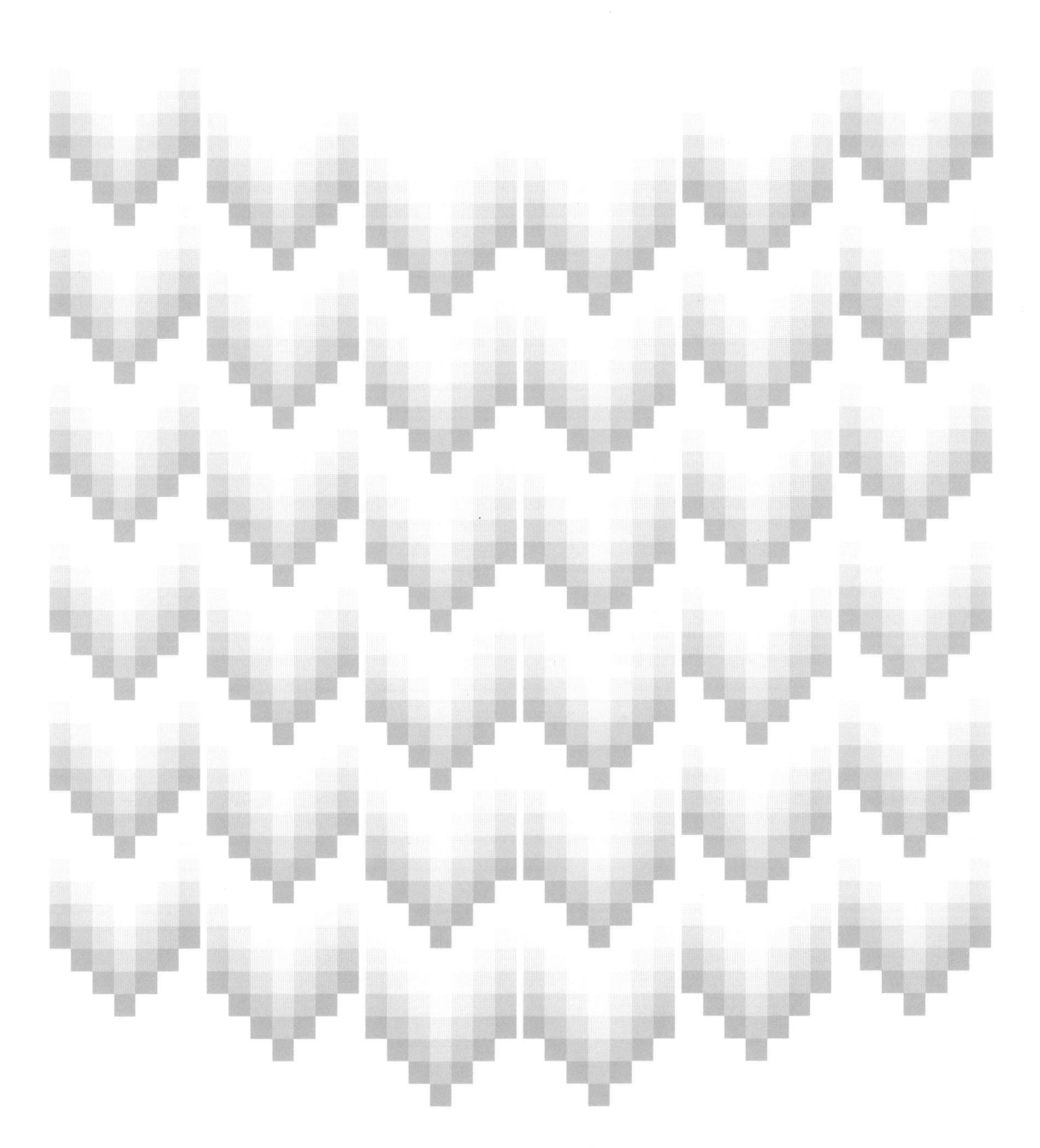

建帛社
KENPAKUSHA

はじめに

　公衆栄養活動の分野においては，社会や生活環境がめまぐるしく変化する中，健康・栄養に関連する諸問題を見出し，それらを解決していくための理論（科学的根拠）をふまえた実践的な活動が展開される必要がある。特に「健康日本21」の策定を境に，地域や職域等における健康・栄養関連の問題を，組織間の横断的な連携・協働のもとで着実に解決するための方策が，公衆栄養活動に携わる者には求められてきている。また，2008年度からは，特定健康診査，特定保健指導も開始されている。

　これらの公衆栄養活動をめぐる状況は，管理栄養士養成課程の教育目標や管理栄養士国家試験出題基準にも反映されている。これから管理栄養士を目指す皆さんには，地域の健康・栄養関連の問題やニーズを，確かな情報収集・分析力により適切に把握し，それらの課題分析・アセスメントに基づく公衆栄養活動計画の作成・実施，さらには評価・改善を行うことのできる能力を身につけることが必要である。

　本書は，それらの実践に欠かせない専門的技術・技能を修得するため，実際に行われている公衆栄養活動に沿った，より具体的な演習・実習課題を多く掲載した。「公衆栄養学」やその他の専門科目で修得する内容については，説明文の羅列でなく，「実習」の側面を重視した構成となっている。「もくじ」の次に掲げてある「公衆栄養学実習の目的と本書使用にあたっての基本的考え方」をよく読まれて，取り組んでほしい。

　なお本書では，公衆栄養活動のもとになる理論として，現在各現場でも多く用いられている「プリシード・プロシードモデル（PPモデル）」を1本の柱として取り上げた。PPモデルについては，主に第1章と第3章で学ぶようになっている。また，第4章には事業事例を課題別に8例あげ，実際の事業の進め方をわかりやすく解説してある。第5章の「疫学研究」に関するものなど，やや高度な演習・実習もあり，定められた授業時数ではこなしきれないほどの豊富な内容となっている。これから，今後の公衆栄養活動の中心的役割を管理栄養士が担っていくことを自覚していただき，ぜひ，将来を見据えて期待を大きくもち，本書により大いなる成果があがることを願っている。

　ご執筆いただいたのは，管理栄養士養成をはじめ，それぞれの分野の第一線でご活躍されている方々である。ここにあらためて感謝申し上げたい。

　賢察なる読者諸兄のご批判を賜り，本書がより向上していくことができれば幸いである。

2012年5月

編　者

もくじ

第1章　公衆栄養活動のマネジメントサイクル（PDCAサイクル）と活用モデル（プリシード・プロシードモデル）の理解 …… 1
1．PDCAサイクルの基本的考え方 …… 1
2．活用モデル（プリシード・プロシードモデル：PPモデル）の概要 …… 1
　　演習・実習1-1　　3
3．自治体の公衆栄養活動計画を策定するにあたっての基本 …… 3
　　演習・実習1-2　　3
　　1）公衆栄養活動計画＜戦略計画と執行計画＞の設定　　4
　　2）公衆栄養活動計画における目標の設定　　4
　　演習・実習1-3　　4
　　3）公衆栄養活動計画の策定方法の概要　　5
　　演習・実習1-4　　6

第2章　地域・社会集団の健康・栄養状況の実態把握と課題分析方法の基本
　　　　―公衆栄養アセスメント― …… 7
1．公衆栄養アセスメントのための情報源 …… 7
　　1）情報収集にあたっての留意点　　8
　　2）既存資料の活用　　8
　　演習・実習2-1　　9
　　3）既存資料（健康・栄養関連の調査結果，事業報告など），アンケート調査などからの課題抽出とアセスメント　　9
　　演習・実習2-2　　9
2．アンケート調査の設計 …… 10
　　1）アンケート調査の実施手順とその留意点　　10
　　演習・実習2-3　　11
　　2）アンケート調査依頼（同意書を含む）と倫理審査委員会提出書類の作成　　12
3．食物摂取状況調査の実施方法 …… 13
　　1）食物摂取状況調査の種類　　13
　　2）食事調査の実施手順　　13
　　3）食物摂取状況調査の種類別留意点　　15
　　演習・実習2-4　　16
　　演習・実習2-5　　17
　　演習・実習2-6　　17
　　演習・実習2-7　　18
4．食物摂取状況等のデータ算出と解析 …… 18
　　1）データの集計・検証　　18
　　2）統計処理の基本＜度数分布，平均値，中央値，標準偏差，パーセンタイル値等＞　　19
　　演習・実習2-8　　19

3）エクセルのピポットテーブルを活用したデータ集計　*21*
　　4）有意差検定の基礎＜t-検定，F検定等＞，分散分析と相関分析の基礎　*23*
　　　演習・実習2-9　*24*
　　　演習・実習2-10　*25*
　　　演習・実習2-11　*26*
　　5）エネルギー調整法＜残渣法＞　*26*
　　　演習・実習2-12　*26*
　　6）生活時間帯調査とエネルギー消費量の算出　*28*
　　　演習・実習2-13　*29*

第3章　地域健康・栄養活動の計画・目標策定　*30*
1．地域健康・栄養計画＜事業計画＞の立案方法，手順の基本・留意点　*30*
　　1）プリシード・プロシードモデルに基づく計画策定プロセス　*30*
　　2）住民参加の考え方　*32*
　　3）課題の抽出　*33*
　　4）課題の優先順位の選定　*33*
　　5）効果と実現可能性から必要な取り組みの優先順位づけ　*34*
　　　演習・実習3-1　*36*
　　6）課題の目標値の設定　*37*
2．計画に基づく施策展開アプローチと組み合わせ方法　*38*
　　　演習・実習3-2　*38*
　　　演習・実習3-3　*39*
　　　演習・実習3-4　*39*

第4章　地域健康・栄養活動の実践事例と事業報告書の作成　*40*
1．事業の進め方の基本　*40*
2．実践事業事例　*40*
　　1）特定保健指導に関連した事業　*41*
　　　演習・実習4-1　*42*
　　2）高齢者介護に関連した事業　*42*
　　　演習・実習4-2　*44*
　　3）社会資源の整備に係る事業　*45*
　　　演習・実習4-3　*47*
　　4）生活習慣改善を目指した事業　*47*
　　　演習・実習4-4　*48*
　　5）地域の特性を活かした事業　*48*
　　　演習・実習4-5　*50*
　　6）関連団体・企業と連携した情報提供に係る事業　*50*
　　　演習・実習4-6　*51*
　　7）地域組織（ボランティアなど）と連携した事業　*51*
　　　演習・実習4-7　*53*
　　8）学校・大学・地域住民・団体組織等と連携した食育事業　*53*
　　　演習・実習4-8　*55*

3．地域健康・栄養活動の事業報告 ･･･ 55
　　　　演習・実習4−9　　57

第5章　地域健康・栄養活動の評価とその留意点 ･･ 58
　1．疫学研究デザインの種類と方法 ･･ 58
　　　1）介入研究（評価研究）　58
　　　2）観察研究　63
　　　　演習・実習5−1（記述疫学）　64
　　　　演習・実習5−2（生態学的研究）　65
　　　　演習・実習5−3（横断研究）　66
　　　　演習・実習5−4（症例対照研究）　67
　　　　演習・実習5−5（前向きコホート研究）　68
　2．評価の種類と方法―経過評価，影響・結果評価 ･･･ 69
　3．曝露要因と疾病の関連性の指標 ･･ 70
　　　1）オッズ比　70
　　　　演習・実習5−6　　70
　　　2）相対危険度　70
　　　3）寄与危険　71
　　　　演習・実習5−7　　71
　4．地域の健康・栄養計画の評価事例―評価研究の批判的分析 ･･････････････････････････････････ 71
　　　　演習・実習5−8　　75
　　　　演習・実習5−9　　75

第6章　地域健康・栄養活動結果のプレゼンテーション ･････････････････････････････････････ 76
　1．プレゼンテーションの取り扱い ･･ 76
　2．内容の組み立て方 ･･ 76
　3．プレゼンテーションの実際 ･･ 76
　　　1）受動的立場から能動的立場へ　76
　　　2）明確な論旨　76
　　　3）効果的な媒体活用　76
　　　4）コミュニケーション・スキルの育成　77
　4．スライドの作り方 ･･ 77
　　　1）スライドデザイン　77
　　　2）スライド構成　78
　　　3）文字サイズのポイント　78
　　　4）スライド枚数および文字数　78
　　　5）プレゼンテーションの仕方　78
　　　　演習・実習6−1　　79
　　　　演習・実習6−2　　79

参考文献 ･･･ 80

公衆栄養学実習の目的と
本書使用にあたっての基本的考え方

1. 公衆栄養学実習の目的と目標

　公衆栄養活動を効率的かつ効果的に進めるにあたっては，実践に必要な理論と方法の修得に加え，適切な公衆栄養活動計画（プログラム）の提供と展開およびそれにかかわる専門職種のマネジメント能力が求められる。

　このことから，本書では，地域や職域等の集団を対象に，他の専門教科や公衆栄養学などの理論を踏まえた実践栄養活動が展開できるよう，その基盤ともなる地域社会の実態把握方法をはじめ，ニーズに応じた課題分析・地域診断の方法，課題解決策としての公衆栄養活動計画の作成・実施・評価を適切に行える総合的な公衆栄養マネジメント能力を実習・演習により修得することを目的としている。

2. 実習を展開するにあたっての基本

　公衆栄養活動の基本的進め方は，公衆栄養マネジメントのプロセス（PDCAマネジメントサイクル）に沿って実施される（第1章参照）。これらの過程は，アセスメント，計画，実施，評価，改善であり，評価は各プロセスにフィードバックされる。本書においては，この手順・内容に沿って，それに必要な知識・技能を修得するが，公衆栄養アセスメントでは主として「地域・社会集団の実態把握・課題分析・診断方法等」を，公衆栄養活動計画においては主として「目標・計画の立て方，活動の進め方，活動の評価方法等」を修得する。

3. 本書を活用するにあたっての留意点

① 公衆栄養学実習においては，本書に加え，関連の専門書や人との対話なども考慮した実践視点で，専門知識や技能を深めていく必要がある。新聞，雑誌などマスメディアからの健康・栄養情報・問題についても十分吟味し，日常的に専門知識の理解を深める態度・習慣を身につけていくことが大切である。常日ごろからさまざまな情報などを要領よく整理し，まとめる能力を身につけることが専門職としての社会的使命であることも自覚することが重要である。

② 本書では，各章に演習・実習課題を設けるとともに，実践活動計画においては事例も多く掲げているので，養成施設担当教師の判断により，適宜選択するなり，必要な実習項目を各校で適宜加えて，実習の充実に努めてもらいたい。

③ 実習終了後は教師から指導を受け，実習結果について反省・評価することが大切である。また，実習の反省会を持ち，教師を囲んで参加者全員が自発的に実習中に感じた諸問題を取り上げて討議し，実習成果があがったかどうかについて効果判定を行い，必要事項を反省し記録することが大切である。

　本書の演習・実習のデータの一部および別冊ワークシートの一部は，エクセルファイルとして，建帛社ホームページ『公衆栄養学実習』書籍詳細ページに掲載されています。ダウンロードしてお使いいただけます。
（https://www.kenpakusha.co.jp/np/isbn/9784767904689/）

第1章

公衆栄養活動のマネジメントサイクル（PDCAサイクル）と活用モデル（プリシード・プロシードモデル）の理解

1．PDCAサイクルの基本的考え方

　公衆栄養領域においてはアセスメント（地域特性の把握・問題点の発見・課題の明確化）から，計画（plan），実施・実行（do），点検・評価（check），処置・改善（act）のマネジメントサイクル（PDCAサイクル）を基本として以下の手順で効率的・効果的に事業活動が実施されている（図1-1）。このプロセスを繰り返すことによって，健康・栄養の維持・増進および継続的な公衆栄養活動が推進されている。

① 地域の食生活状態を総体的に把握：実態把握，ニーズの把握
② 地域集団の抱える健康・栄養上の問題点の発見：スクリーニング
③ その地域の問題点が生じている背景や，改善を阻害している要因の検討：診断
④ 活動目標と活動方法の決定：plan；目標設定と計画の設計
⑤ 計画（活動方法）に基づいた実践活動の実施：do；実施・実行
⑥ 活動全体の評価・効果の判定：check；点検・評価（次回の事業活動等の参考とする）
⑦ 前回の評価・反省に基づく，実践活動計画・実施の改善：act；処置・改善

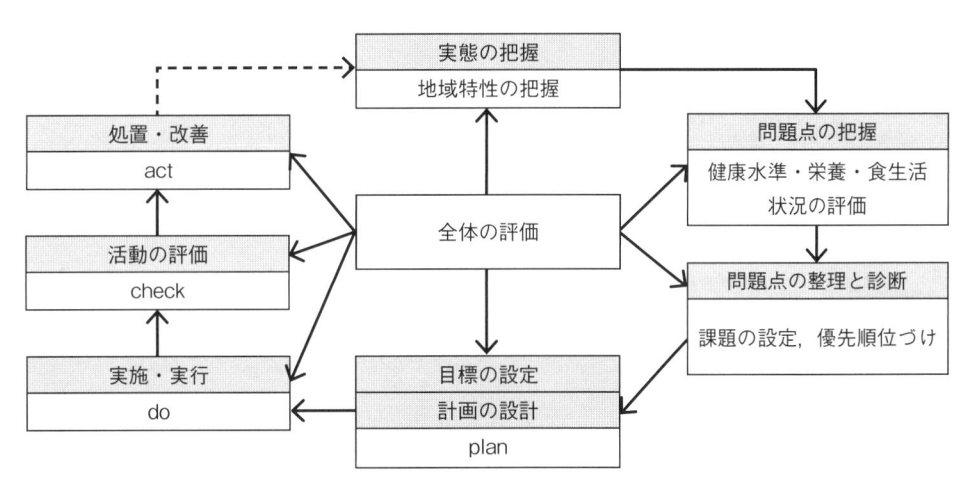

図1-1　地域公衆栄養活動の進め方（PDCAサイクル）

　なお，事業活動を繰り返すにあたって，対象者や対象集団は常に変化し，取り巻く環境も日々変化している。したがって，対象者や対象集団の実態を継続してモニタリングし，必要に応じて計画や実施方法を調整・修正しつつ進めていくことが重要である。また，このPDCAサイクルを円滑に進めていくには，対象者・対象集団やスタッフ，地域社会の反応等を把握するためのモニタリングシステムの構築が必要である。

2．活用モデル（プリシード・プロシードモデル：PPモデル）の概要

　公衆栄養活動におけるPDCAサイクルマネジメントを容易にする技法の参考モデルとして用いられるものには，プリシード・プロシードモデル，PCM手法，地域づくり型保健活動などがある（p.3参照）。ここでは活動代表モデルのプリシード・プロシードモデルについて，その基本を概説する（図1-2，表1-1）。

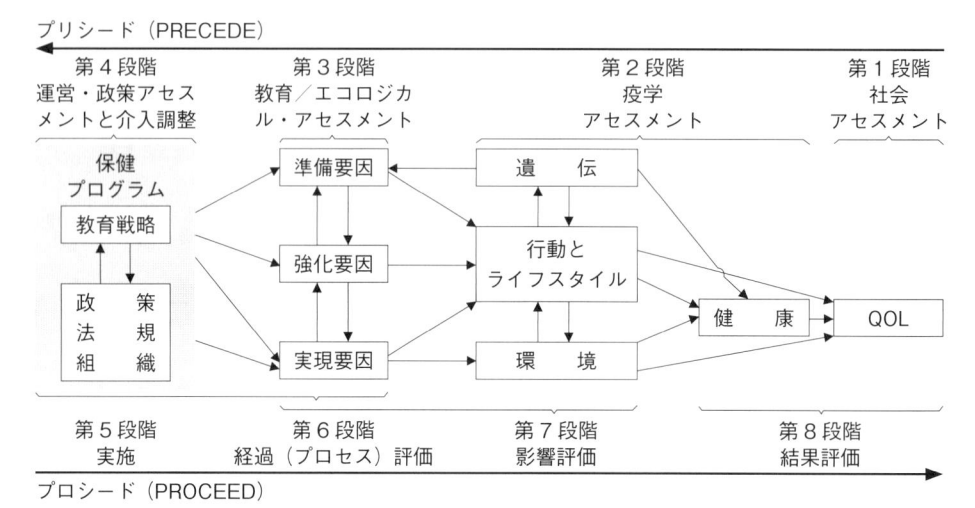

プリシード（PRECEDE）

| 第4段階 運営・政策アセスメントと介入調整 | 第3段階 教育／エコロジカル・アセスメント | 第2段階 疫学アセスメント | 第1段階 社会アセスメント |

```
保健
プログラム          準備要因 ←── 遺 伝
  教育戦略  →                     ↓
            →      強化要因 ←── 行動と        →
  政 策                         ライフスタイル    健 康 → QOL
  法 規     →                     ↓         →
  組 織            実現要因 ←── 環 境
```

| 第5段階 実施 | 第6段階 経過（プロセス）評価 | 第7段階 影響評価 | 第8段階 結果評価 |

プロシード（PROCEED）

ここにはプログラム・インプットと健康の決定要因から始まり，結果に至るまでの因果関係を矢印線で示してある。最初の4つの段階は実施と評価に先立つ企画とプログラム開発の段階である。これは上の矢印とは逆に進む。システム理論や社会科学理論を用いたモデルではフィードバック・プロセスがよく強調される。しかし，この図にそのプロセスは含まれていない。

図1-2　プリシード・プロシードモデル

（グリーンほか，神馬征峰訳：実践ヘルスプロモーション，医学書院，p.11，2005）

表1-1　プリシード・プロシードモデルにおける各段階の概要

第1段階	社会アセスメント	社会アセスメントと状況分析はペアで機能する。対象集団から主観的に見出されたニーズや問題点，興味・関心からQOL指標を得る。
第2段階	疫学アセスメント	①活動計画のための具体的な健康目標や問題を特定する。対象集団からデータを得て，課題を抽出して優先順位をつける。②対象集団の病因（遺伝的要因，行動パターン，環境要因）を特定する。
第3段階	教育／エコロジカル・アセスメント	保健行動と環境要因の原因となる3つの要因（準備要因：集団の知識，態度，信念，価値観，認識など。強化要因：行動後受ける報酬やフィードバックなど。実現要因：さまざまな人的・物的資源やスキル）を抽出し，分類する。
第4段階	運営・政策アセスメントと介入調整	最初の3段階で得られた情報をもとに，資源，政策，時間，実施能力など活動計画の実施体制を整える。
第5段階	実　施	各段階で設定した目標を達成するために，実際に活動計画を実施する。
第6段階	経過（プロセス）評価	第3段階に設定した目標の短期影響について活動計画の実施に伴うプロセス評価や実施状況についての評価を行う。
第7段階	影響評価	第2段階で設定した目標の中期影響や実施後期待させる改善の度合いを客観的に評価する。
第8段階	結果評価	第1，第2段階で設定した健康やQOLの目標達成状況を総合的，中・長期的に評価する。

（グリーンほか，神馬征峰訳：実践ヘルスプロモーション，医学書院，p11，2005）

　これは健康行動に影響を及ぼす要因を3つ（第3段階の準備・強化・実現要因）掲げ，個人への直接的な働きかけ以外に，対象者を取り巻く社会・生活環境の働きかけが必要であることを強調している。個人のQOL（quality of life；生活の質）から対策・事業までの各種アセスメント因子（社会・行動・環境・運営など）を把握・診断・評価することにより，計画策定のための体系的なアセスメントが可能である。このように，このモデルは論理的で，個人のライフスタイル以外の広い視点を考えながら計画策定に結びつけられることに特徴がある。また，段階を追って評価ができる利点がある。このため，このモデルはヘルスプロモーションプログラムのマネジメントとして，保健分野で幅広く活用され，「健康日本21」やアメリカの「Healthy Peaple 2000」の骨組みとして活用されている（PPモデル使用による計画策定の詳細は，第3章参照）。

　ただし，モデル適応の手順自体には住民参加が組み込まれていない。その部分は，目標設定部分等で広く意見を聞く等モデルの活用の中で工夫する必要がある。

演習・実習　1-1

> プリシード・プロシードモデルにおけるプリシードについて，地域栄養計画策定時に検討すべき各段階別の事項を別冊ワークシートに従って整理してみよう。

> **プロジェクト・サイクル・マネジメント（PCM手法）（PCM：project cycle management）**：進行役（モデレーター）のもと，現状における問題を参加者全員でカードに書き出し，結果の関係を系統図で作成する。その後，プロジェクトの全体を1枚のシート（project design matrix；PDM）にまとめるという経過で進行する。現状の問題の原因を分析して解決策を検討し，その実行計画をプロジェクトとする方法である。ODA（政府開発援助），国際協力分野などで広く利用され，地域における方針決定などにおいて活用されている。

> **地域づくり型保健活動**：岩永俊博により，熊本県蘇陽町での活動をもとに提唱されたモデルである。実施関係者が到達目標として，理想とする健康な地域に関する具体的なイメージを描き，相互に確認して，その実現に向けてそれぞれの役割を果たしていく展開方法である。

> **ソーシャルマーケティング**：マーケティング手法の中の方法論の1つで，1971年にコトラーによって提唱された。対象者集団と社会の福祉の向上を目的として，作られたプログラムの分析，計画，実施，評価に商業分野のマーケティング技術を応用する。つまり，商業分野のマーケティングでは，「消費者に製品を購入してもらう」ことを考えるのに対し，保健分野のソーシャルマーケティングでは，「対象集団の健康課題解決のための自発的な行動変容をしてもらう」ことを考えるものである。

3．自治体の公衆栄養活動計画を策定するにあたっての基本

　公衆栄養活動計画（地域健康・栄養計画）など公衆衛生分野の基本計画や事業計画の策定は，通常，都道府県，保健所管内および市町村などを単位とした行政施策として取り扱われている。特に近年では共通の目的をもった職域や地域社会の連携・協働の視点からも，単独の施策ではなく，「地域保健・福祉計画」など，保健・医療・福祉・介護分野（以下「保健医療福祉分野」という）を広く網羅した計画が多くなっている。
　「地域保健・福祉計画」などの策定には，都道府県，保健所および市町村保健センターなどに配置された行政栄養士が参画し，保健医療福祉分野の中の公衆栄養に係る部分の事業計画の策定に携わっている。
　公衆栄養活動計画を効率的・効果的に実施するためには，地域の保健医療福祉分野において，共通の目的をもった組織（住民，行政，専門家等）の連携・協働のもと，健康・栄養状態を改善し，その地域の健康水準を高めていく組織的活動と科学的根拠に基づく施策が重要である。特に，組織的活動を広域的かつ効率的に進めるには，その活動への住民の参加および主体的・自主的行動が必要であり，行政側もその活動への財政的，技術的，制度的な助言・支援が事業展開のかぎとなっている。
　このため，公衆栄養活動計画を策定する際には，行政側だけでなく，幅広い関係者の協力が必要であり，特に地域住民の参加のもと，地域社会のコンセンサス（合意）を得た上で，地域の状況や特性に応じた事業計画の策定と，目的・目標に対応した事業，優先順位，波及効果，継続性，緊急性などを考慮した事業の取り組みが重要である。一方的な計画，事業の展開は，地域住民を含め，関係者の協力を得られず，評価の得られる効率的かつ効果的な事業の展開は期待できない。

演習・実習　1-2

> 教室等を実施する事前計画
> 　日々の公衆栄養活動では，さまざまな健康教室等が実施されているが，健康教室等を実施する前には，どのような内容で，どのような職種とともに実施するかなど，事前の話し合いが行われるのが一般的である。別冊ワークシートの事例について考えてみよう。

1）公衆栄養活動計画＜戦略計画と執行計画＞の設定（詳細は第3章）

　公衆栄養活動を効果的かつ効率的に進めるには，「戦略計画（基本計画）」と「執行計画（行動計画）」をそれぞれ立てる必要がある。「戦略計画」は長期的な方向を指し示すための理念，目的および現状分析や優先順位づけ等に基づく目標設定に重点を置いた計画であり，全体的状況を把握できる立場の者が策定する。通常，国・都道府県レベルの広域的領域において作成されるものととらえるとわかりやすい。一方，「執行計画」は施策を効率よく執行するため手段の選定や資源の配分など，具体的活動の手順など実務的な内容に重点を置いた計画で，現場に近い担当者が策定することにより，実効性の高い計画となる。通常，保健所，市町村レベル等の狭域的領域において作成されるものととらえるとよい。

　健康日本21の場合では，この報告書が国全体の戦略計画である。これを参考に，地方レベルにおいては，自治体や保険者等健康増進事業者が地域特性に応じて，関係者同士が調整を図り，資源を開発・利用し，その地方を1つの方向に導くため戦略計画を立てることが重要である。

2）公衆栄養活動計画における目標の設定（詳細は第3章）

　公衆栄養活動計画を策定するにあたっては，地域における健康・栄養関連の課題を解決するために，目標設定が必要である。特に国・都道府県等レベルでは，それらの取り組みの結果を「評価する基準」と，「追跡するための情報システム」の構築がきわめて重要である。目標にはそのレベルによって，さまざまな種類があるが，通常，行政組織においては短期・中期・長期目標が設定されている。なお，ここでは評価手段として理解しやすい「成果目標」と「手段目標」を概説する（図1-3）。

　成果目標とは，計画の最終ゴールとして設定される目標である。この目標は定性的なものと定量的なものに整理できるが，長期目標と考えてよい。通常，戦略計画の目標として設定される。例えば，健康寿命の変化，有病率の変化，生活満足度の変化などがこれにあたる。

　手段目標とは，成果目標を達成するための各種施策，事業および基盤整備など，テーマ別に設定される目標である。通常，短・中期目標であり，執行計画の目標として設定される。例えば，母子健診の受診率の変化，健康調査による栄養状態の変化，健康教室参加者の身体所見の変化，野菜摂取に対する意識・行動の変化などである。

　これらの目標を設定するにあたっては，可能な限り，評価が客観的にできるよう「指標型」による設定が望ましいが，達成基準，進捗度合い，判断基準など数値化することが困難なものは主観的目標を設定する。

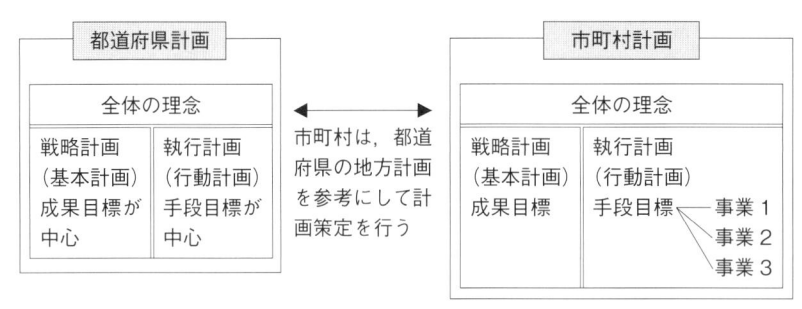

図1-3　目標間の関係と種類のイメージ

（厚生省，健康・体力づくり事業団：地域における健康日本21実践の手引き，p.41，2000，一部改変）

演習・実習　1-3

> 　健康増進計画あるいは食育基本計画の規定に基づく都道府県あるいは市町村レベルの地方計画を調べ，下記の内容を含むレポートを取りまとめよう。
> 　1．計画の名称，2．計画の理念（または目的），3．計画の期間，4．計画の対象地域（対象集団），5．戦略（基本）計画とその成果目標，6．執行（行動）計画とその手段目標，7．担当部署，8．計画の体系図

3）公衆栄養活動計画の策定方法の概要

　公衆栄養活動計画の策定にあたっては，住民の参加を基本とした関係者の合意，すなわち，地域社会のコンセンサスを得た上での地域の状況や特性に応じた事業計画の策定と展開が重要である。このため，地域住民の参加の視点を取り入れた計画策定のアプローチ（課題解決型アプローチと目的設定型アプローチ）による計画策定を理解しておく必要がある（第3章参照）。また，都道府県等の事業計画は，予算編成作業とあわせて取り扱われるのが一般的である。具体的には，次年度の業務運営に必要な予算の要求段階で「事業計画書」を作成している。特に執行計画を実施するには，具体的な事業計画に応じた予算が必要不可欠である。このため，以下には執行計画（狭域的範疇）における事業計画の作成方法を，留意点も含め解説する（具体的な事例は第4章を参照）。

　事業計画を作成するにあたっては，基本的考え方（理念，目的）をはじめ，経緯および現状，問題点，方針および目標，具体的な方策・手順など，提案する事業内容を明らかにしなければならない。そのためにも事業計画には少なくとも以下の項目の説明が必要である。

（1）事業に至った背景（アセスメント）

　既存資料，アンケート調査，ニーズ調査などの対象集団のアセスメントにより，改善すべき健康・栄養に関する課題と事業計画を立てるに至った背景を明らかにしなければならない。このためにも，事前に事業計画を円滑に進めるための「対象者の現状把握のための情報源＜地域特性・健康・食生活情報等＞」，「社会資源の把握＜関係団体・各種人材等＞」，「政策面の運営状況の把握＜予算，関連法規・事業，関連制度等＞」が必要不可欠である。

（2）事業の基本的な考え方（理念・目的・目標）

　事業計画を立てるにあたっては，国や都道府県等の目標や戦略計画等を踏まえ，先の課題を解決するための方策を体系的に示し，その事業の提案を含めた計画の全体像を理念や目的とあわせて関係者に示す必要がある。また，同時に，根拠に基づく事業目標をできるだけ客観的な数値として示すことが必要である。

（3）具体的な事業（内容・方法・手順・スケジュール等）

　次に，先の目的や目標等に基づく方策（執行事業）を具体的に示す必要があるが，その際には事前に，関係部署において，課題解決のための共通理解と調整が必要である。特に必要な事業関係者との連携・協働による事業では，その事業の役割分担はきわめて重要である。このことで，計画の全体像に対する理解が深まり，事業の実施が円滑なものとなり，目標を達成する可能性が高くなる。このためにも，計画（案）を作成するには，根拠に基づく目標の設定，事業対象者，事業期間，事業に必要な人材・機器設備・予算，さらにはこの事業を実施することで期待できる内容などを具体的に示す必要がある。

（4）事業評価（具体的な評価項目の設定）

　計画の評価を行うには，計画を策定する段階で，目的や目標を踏まえた評価項目を決めておく必要がある。評価には計画を終えた時点で行う最終評価と進行途中で行う評価がある。進行途中で行う評価は，計画の策定段階から実践およびその結果にいたる各段階において行うが，公衆栄養活動における結果をPDCAマネジメントサイクルの各段階にフィードバックさせることにより，より効果的な活動を企画できる。評価項目は多数考えられるが，まず事業計画の評価項目にすべきかを検討し，目標や目的の達成状況を確認するのに必要な項目を決めることになる。なお，表1-2には地方計画評価のチェック項目の例を示す。計画の実施途中（活動の区切りごと）にも目標の達成状況を把握し，評価を繰り返し，目標の修正や活動方法の改善など，効率よく活動に反映させることが大切である。

　なお，評価は，①企画評価，②実施評価（経過評価，影響評価，結果評価），③総合評価に大きく分類することができるが，これに追加して，事業計画には予算措置が伴うことからも，費用効率等の経済評価も考慮する必要がある（表1-3，表1-4，第5章2．を参照）。

表1-2 地方計画評価のためのチェックリストの例

点検項目	点検の目的
評価委員会を設置したか	より効果的かつ効率的な活動が可能
計画の策定・推進メンバーが評価委員会に参加したか	事業にかかわる関係者の連携が密となる
評価結果を議会，各種委員会で報告したか	事業結果の位置づけを高め，理解を深める
評価結果を自治体の広報誌，HPに掲載したか	事業結果を住民に広く知ってもらう
評価結果のダイジェスト版を住民に配布したか	住民への周知と理解の促進を図る
講演会等を利用して住民に評価結果を説明したか	住民への周知と理解の促進を図る
評価結果は地域住民に理解されているか	住民への情報の周知程度を認識する
各段階の評価＜経過・影響・結果・経済等＞を行ったか	各段階の事業評価により，より効果的な企画立案に役立てる
評価を次の計画策定にフィードバックさせたか	事業の改善，より効果的な事業継続を図る
健康づくり施策に対する住民参加が促進されたか	住民への理解が深まり，連携が一層進む
ヘルスプロモーションは強化されたか	計画が理解され，予定通り進行を見きわめる
評価結果より計画は有効に活用されているのか	計画は有効に活用されてこそ意味がある
単独の自治体だけの評価ではなく，複数の自治体で重層的な評価を行ったか	事業成果を広域的に評価し，その普及度を知る

（厚生省，健康・体力づくり事業団：地域における健康日本21実践の手引き，p.68，2000を参考に作成）

表1-3 評価の種類

企画評価	診断・計画の段階に対する評価
経過（過程）評価	活動計画の実行に伴うプロセスを評価
影響評価	短期的な目標の達成状況を評価
結果（成果）評価	中・長期的な目標の達成状況を評価
総合評価	各評価間相互の関係を明らかにし，公衆栄養活動計画全体を評価
経済評価	費用に関する分析を行い，複数の公衆栄養活動計画の効率を評価

表1-4 評価指標の例

経過評価	影響評価	結果評価
活動計画の実行に伴うプロセスを評価する	短期的目標の達成状況。活動計画の対象者における行動と生活習慣の変化，それに影響を与える環境を評価する	中・長期的目標の達成状況。活動計画実施の結果，健康状態やQOLの改善・向上にどの程度寄与したかを評価する
①活動計画の作成・進捗状況 ②開催回数，参加者数，脱落者数 ③参加者の知識の向上や理解度 ④スタッフの調整能力・指導力 ⑤社会資源の有効利用 ⑥地域社会の受け入れ状況	①対象者の意識や態度，技能，行動の変化 ②対象者に影響を及ぼす対象者の所属する組織の反応の変化 ③周囲の理解度の変化 ④社会資源の利用度の変化	①疾病の罹患率，有病率，死亡率など健康指標の変化 ②客観的および主観的な健康問題の解決 ③QOLを評価する指標の改善

演習・実習 1-4

> 地域の社会資源の状況や利用状況，行政組織内・外の連携状況を項目別にまとめよう。
> ＜社会資源の状況＞
> 　①保健・医療施設　②介護福祉施設　③運動・スポーツ施設　④健康づくり施設　⑤学校
> 　⑥保健医療福祉の職能団体　⑦ボランティア組織　⑧社会教育施設　⑨各種消費者団体　⑩その他
> ＜行政の対応＞
> 　①都道府県と市町村との連携　②社会資源の活用状況　③マンパワーの活用状況
> 　④行政内の連携状況（学校，保健所等）　⑤民間団体との連携　⑥その他

第2章

地域・社会集団の健康・栄養状況の実態把握と課題分析方法の基本―公衆栄養アセスメント―

　公衆栄養活動を効率的かつ効果的に進めるにあたってまず行わなければならないことは，適切な公衆栄養アセスメントである。公衆栄養アセスメントとは，対象とする地域や社会集団の健康・栄養上の現状を把握し，問題点＜課題＞を抽出・整理するとともに，地域集団の健康・栄養状態を正しく判定し，診断することである。そのためには，まず，地域や社会集団の健康・栄養・生活習慣等に関する情報を収集し，対象のニーズを含めた地域の特性と実態を的確に把握する必要がある。また，公衆栄養アセスメントは公衆栄養活動の実践以外の全段階に関与しており，その判定（診断）結果を踏まえた公衆栄養活動計画と実施すべき効果的な対策の検討を行わなければならない。

1. 公衆栄養アセスメントのための情報源

　世の中には多くの情報が存在し，さまざまな情報を得ることができるが，これらの情報は，客観的判断が可能で，適切なものを探し出すことを，常に意識する必要がある。また，情報収集を行うときは，これからどのような事柄を把握したいか，あらかじめ目的や方針に応じた結果を予測し，必要な情報を検討する必要がある。「何のために・どのような情報を得たいのか」という，具体的な情報項目を決めておかなければ，適切な情報を選ぶことができない。必要な情報を収集するためには，それに合ったものを選ぶことが大切である。

　公衆栄養アセスメントにおいては，まず，上記の点も踏まえた上で，信頼性の高い情報を収集することが重要である。その代表的なものとして，国や都道府県，市町村等の行政や学会等が発表した統計資料や報告書をはじめ，専門誌の学術論文，団体や企業等の独自調査結果・資料等がある。特に，行政や関連機関等の調査は定期的に実施されており，統計資料として過去のデータが存在することから経年的な推移の把握も可能である。

表2-1　現状把握・評価のための情報の種類

```
1　既存の情報の収集
  ：既存の調査に基づく情報やデータをもとに，地域の現状を把握・評価する。
  ：既存の情報＝「公的情報」「民間情報」

  1―①　公的情報
    ：国や県など，公的機関が行っている調査結果を利用する。
      例　ある疾病の受療率の全国順位＝患者調査
  1―②　民間情報
    ：公的な調査では得られない情報を民間の調査結果によって得る。
      例　地元紙の世論調査の結果から，住民の食習慣の特徴を把握・評価

2　新規の情報の収集
  ：既存の調査が行われていないものについて，「健康日本21」地方計画の策定の推進に必要な情報を新たに得る。
      例　住民のニーズを知るためのアンケート調査や健康事業に関わる従事者に対するアンケート調査を行う
```

（厚生省，健康・体力づくり事業団：地域における健康日本21実践の手引き，p.30，2000）

1）情報収集にあたっての留意点

情報を検索・収集するにあたり，その情報が信頼に値するかどうかは，以下の点を参考にする。

① 研究対象が人かどうか。
② 専門誌に掲載された内容かどうか。
③ 1つの論文だけでなく，複数論文で支持されている内容かどうか。
④ 論文を引用する際は，研究・調査方法が具体的で適正に処理されているかどうか。
⑤ 引用資料の出典が明確にされているかどうか。
　単なる体験談，専門家と称する人の談話では信頼度がかなり低い。
⑥ 行政等が実施した調査研究はできる限り最新の情報であることを確認する。

2）既存資料の活用

情報収集は，今ではインターネットによることが主流であり，「Yahoo!」や「Google」をはじめ，各省庁・都道府県のホームページ，あるいは学術論文の検索として「PubMed」，「国立国会図書館」，「メディカルオンライン」，「医学中央雑誌」，「JDreamⅡ」等によって可能である。

（1）事前の既存資料の整理

まず，国や都道府県が実施している代表的な調査統計や報告書にはどのようなものがあるのか，どの省庁から発表されているのかを，事前に把握し，整理することが必須である。なお，国の調査統計や白書等については，政府刊行物センターや書店において販売されており，地方公共団体の行政資料などは各自治体窓口で収集あるいは閲覧が可能である。

（2）一般検索サイト（ホームページ・アドレス）

キーワード検索にて必要な情報を収集する。欲しい情報のあるWebページのURLを入力し，検索する。

① 主な政府機関および保健栄養サイト

- 厚生労働省　http://www.mhlw.go.jp/
  - 厚生労働統計一覧　http://www.mhlw.go.jp/toukei/itiran/
  - 各種統計調査結果　http://www.mhlw.go.jp/toukei_hakusho/toukei/
  - 厚生労働省法令等データベースサービス　http://wwwhourei.mhlw.go.jp/hourei/
  - 白書，年次報告書　http://www.mhlw.go.jp/toukei_hakusho/hakusho/
- 農林水産省　http://www.maff.go.jp/
  - 統計情報　http://www.maff.go.jp/j/tokei/index.html
  - 食料自給率の部屋　http://www.maff.go.jp/j/zyukyu/index.html
  - 白書　http://www.maff.go.jp/j/wpaper/index.html
- 文部科学省　http://www.mext.go.jp/
  - 統計情報　http://www.mext.go.jp/b_menu/toukei/main_b8.htm
  - 白書　http://www.mext.go.jp/b_menu/hakusho/hakusho.htm
- 総務省　http://www.soumu.go.jp/
  - 統計データ　http://www.stat.go.jp/data/index.htm
  - 家計調査　http://www.stat.go.jp/data/kakei/index.htm
  - 法令データ提供システム　http://law.e-gov.go.jp/cgi-bin/idxsearch.cgi
- 内閣府　http://www.cao.go.jp/
  - 食育白書　http://www8.cao.go.jp/syokuiku/data/whitepaper/index.html
  - 高齢社会白書　http://www8.cao.go.jp/kourei/whitepaper/index-w.html
  - 子ども・子育て白書　http://www8.cao.go.jp/shoushi/whitepaper/index-w.html
- 消費者庁　http://www.caa.go.jp/
  - 消費者庁食品表示　http://www.caa.go.jp/foods/index.html
- 国立健康・栄養研究所　http://www0.nih.go.jp/eiken/

国民健康・栄養調査　http://www0.nih.go.jp/eiken/info/kokucho.html
・国立保健医療科学院　http://www.niph.go.jp/
・健康日本21推進フォーラム　http://www.kenko-nippon21forum.gr.jp/
・(公社)日本栄養士会　http://www.dietitian.or.jp/
・国立国会図書館　http://opac.ndl.go.jp/

② 学術検索サイトおよび学術雑誌
・医学中央雑誌　http://www.jamas.or.jp/
・メディカルオンライン　http://www.medicalonline.ne.jp
・J-STAGE(科学技術情報発信・流通総合システム)　www.jstage.jst.go.jp/browse/-char/ja
・JDreamⅡ　http://pr.jst.go.jp/jdream2/
・日本栄養・食糧学会誌　http://www.jstage.jst.go.jp/browse/jsnfs/-char/ja
・栄養学雑誌　http://www.jstage.jst.go.jp/browse/eiyogakuzashi/-char/ja
・日本食育学会誌　www.shokuiku-gakkai.jp/mokuji.html
・PubMed(パブメド)　http://www.ncbi.nlm.nih.gov/pubmed
・GeNii(学術コンテンツ・ポータル)　http://ge.nii.ac.jp/genii/jsp/index.jsp

演習・実習　2-1

> 別冊ワークシートの表に示した項目は国の発表している統計資料から調べることができる。調査資料名を参考にして，調べてみよう。
> ＊調べたデータには，いつの時点の調査結果であるか，何の資料に基づくデータであるかを必ず記載すること。

3) 既存資料(健康・栄養関連の調査結果，事業報告など)，アンケート調査などからの課題抽出とアセスメント

　アンケート調査を計画・実施する前に，既存の栄養・健康に関する情報があるかどうかを調べることは，公衆栄養活動を実施していく上で，地域住民の現状把握ができたり，新しい問題発見につながったり，アンケート調査内容の重複を避けることもできる。

　栄養・健康関連の既存の資料を調べるには，現在ではインターネットを利用した情報収集が可能である。しかし，インターネットに開示されていないものについては，行政機関の資料室に直接行って調べなければならない。

　国立健康・栄養研究所は，国民健康・栄養調査について，調査の手法，調査票，報告書についての情報を開示しており，インターネットで閲覧することができる(前項参照)。

　また，地方自治団体の健康・栄養指標について情報開示している(「国民栄養調査データを活用した都道府県別栄養関連指標の検討」(http://www.nih.go.jp/eiken/yousan/eiyochosa/index.html))。

演習・実習　2-2

> 国立健康・栄養研究所URLで開示している健康指標や，下記にあげた三重県の資料例の数値をもとに，課題分析，アセスメントを実際にやってみよう。また，都道府県で公開されている都道府県民の健康状態，健康・栄養調査結果などを調べて，同様に課題分析，アセスメントをやってみよう。

資料1　三重県の年齢調整死亡利率％　（人口10万対）

死因	男性	女性
悪性新生物	177.1 ［183.3］	85.4 ［92.2］
心疾患	80.4 ［74.2］	43.3 ［39.6］
脳血管疾患	52.2 ［50.4］	31.6 ［28.1］
交通事故	10.8 ［6.5］	4.0 ［2.1］
肝疾患	9.5 ［11.3］	3.2 ［3.8］
糖尿病	7.1 ［6.7］	4.0 ［3.3］
高血圧	2.0 ［1.9］	1.6 ［1.4］

資料　ヘルシーピープルみえ・21 データバンクシステム
平成17～21年累計（年齢調整は昭和60年モデル人口を使用）
［　］内は全国平成21年

資料2　三重県の40歳～64歳における生活習慣病死亡率

（平成17～21年累計）

	計	男性	女性
三重県	223.7	301.0	147.9

平成21年

	計	男性	女性
三重県	226.0	314.3	139.2

資料　ヘルシーピープルみえ・21 データバンクシステム

資料3　三重県年齢グループ3区分別人口の推移　　　　　　　　　　　　　　（単位：人）

	平成7年 （1995年）	平成12年 （2000年）	平成17年 （2005年）	平成21年 （2009年）
0～14歳	303,645	283,081	266,741	256,995
15～64歳	1,240,428	1,222,594	1,197,255	1,160,947
65歳以上	297,129	350,959	400,647	442,313

資料　三重県政策部統計室「三重県年齢別人口調査結果」

2．アンケート調査の設計

　アンケート調査は，問題を解決するために，問題に関係している人や集団に対して同じ質問を行い，質問に対する回答としてデータを収集し，そのデータを解析することによって，問題解決やニーズの収集に役立つ情報を引き出していくという一連のプロセスをふむ。

1）アンケート調査の実施手順とその留意点

　アンケート調査を行う場合，それが本当に必要であるのか，調査で何を明らかにしたいのかを確認しなければならない。また，実施する場合は，調査の目的が達成できるように操作的に質問項目を設定，作成するのかを考えなければならない。調査票を用いて収集されたデータは，問題解決に生かすために解析され報告書が作成される。

　アンケート調査実施の作業手順は，全数調査でも標本調査でも以下のような流れになっている。

問題の認識　➡　調査の必要性の確認　➡　調査の企画　➡　調査票の作成　➡　全数調査か標本調査かの選択　➡　調査方法の選択・本調査の実施　➡　調査データの解析　➡　調査報告書作成

（1）回答法

　アンケート調査の質問に対する回答の取り方は，選択回答法と自由回答法の2つがある。選択回答法は回

答があらかじめ準備されており，回答選択肢の中から選択してもらう方法である。自由回答法は，質問に対して自由に回答してもらう方法である。回答の取り方により集計・分析の方法も異なる。このため，信頼できる回答が得られやすいように，答えやすい回答カテゴリーを用意し，回答の種類で対象者が混乱することのないようにすることが大切である。

（2）質問文の作り方

いずれの回答方法にも共通する質問文の作り方について，留意事項を以下にあげる。

① 質問の回答方法（回答すべき選択肢の数など），記入法が正しく明記されているか。
② 最も重要な質問が中心に据えられているか。
③ 1つの質問で2つ以上の事項を聞いていないか。
④ 回答者に質問の意味がはっきりと伝わるか。
⑤ どのような観点や立場で回答するのかの条件が示されているか。
⑥ 回答者を特定の回答に誘導していないか。
⑦ 回答者が答えにくいようなことはないか。
⑧ プライバシーの配慮はされているか。
⑨ ろ過的質問を活用する（例えば，親子の関係のように限定された回答者に聞く）。
⑩ 対象者，調査内容に応じた言葉づかいになっているか。

（3）データ集計

回収された調査票は，調査集計することにより，個人の情報がまとめられ，集団についての情報として傾向が把握できる。無回答，不明回答に注意し処理する。回答から得られる情報は，質的データと量的データのどちらかに分類される。

質的データ：カテゴリーに分類されたデータ（性別，職種など）
量的データ：数量的データ（離散型：件数など，連続型：身長など）

（4）データ解析

① 単純集計

度数（回答数など）および比率を算出する。よく行われる単純集計から，集団としての回答比率が得られる。単一回答の場合，回答数の合計は回答者数と一致する。回答比率の合計は100％となる。

② 記述統計

数量的データの代表値として用いられる数値，平均値，標準偏差，最頻値などをいう。

③ クロス集計

カテゴリーデータは，クロス集計表で2変数間などの関連を分析する上で，有用である。このクロス集計表から，関連性があるか，ないかを知るには，χ^2（カイ2乗）検定を用いるが，単純にクロス集計表を観察するだけでは，仮説検定が検証されたことにはならないことを知っておくことも必要である。

演習・実習2-3

> 以下のアンケート調査には調査票として基本的な問題点がある。「アンケート修正の注意事項」を参考に，その問題点を修正したアンケート調査に作り直してみよう。

アンケート修正の注意事項
・非礼な語句を使っていないか，あいまいな表現はないか，難しい表現はないか，質問文の順番に問題はないか。
・「あなたの年齢を教えてください」という質問に対する回答形式として，年齢を具体的に答えてもらう方法と年齢グループで答えてもらう方法がある。前者は，詳しい情報にもなるが，データを加工することもできる。後者の場合，選択肢があった方が答えやすい。
・1つの質問文に2つの論点を含んでいる場合，2つの質問文に分けることが望ましい。
・痛みなどの「程度」を表現しているのに対して，「頻度」を表現する選択肢とレベルが合っていないか注意する。

・選択回答式において，すべての選択肢のもれを避けるために，選択肢の1つに「その他」を設けるようにするとよい。
・「きちんと朝食とりますか」の「きちんと」という表現は，基準が何かわかりづらい。

高齢者の健康調査について

　このアンケート調査は，高齢者の健康状態等を把握し，保健対策を進める上での基礎資料とするものです。得られた個人の情報を他の目的に使用したり，他にもらすことは決してありません。ぜひとも，調査目的をご理解頂き，ご協力のほどをお願いします。

　回答にあたり，質問紙の空欄には適当な文字または数字を記入して下さい。なお，問題には複数，○印をつけるものもあります。その場合にはその指示に従って，ご回答をお願いします。

1　氏名（　　　　　　　）
2　現住所（　　　　　　　　　　　）
3　性別（　　　）
4　年齢（　　　）
5　せきやたんができますか
　　（1）いつも　（2）しばしば　（3）ときどき　（4）いいえ
6　今，病気にかかっていますか
　　（1）はい　（2）いいえ
7　狭心痛がありますか
　　（1）強烈な痛みがある　（2）いつも　（3）ときどき　（4）いいえ
8　寝つきがよくないですか
　　（1）はい　（2）いいえ
9　運動をしていますか（「はい」の方は質問10へ，「いいえ」の方は質問11へ）
　　（1）はい　（2）いいえ
10　問9において「はい」にご回答された方におうかがいします。どんな運動をしていますか。（いくつでも○印をつけて下さい）
　　（1）散歩　（2）体操　（3）かけ足　（4）その他（具体的にご記入下さい　　　　　　　　）
11　あなたはきちんと朝食をとりますか
　　（1）とる　（2）とらない
12　今，医者にかかってますか
　　（1）はい　（2）いいえ

アンケート調査にご協力頂き，誠にありがとうございました。

　　　　　　　　　　　　　　　　　　　　　　　　　　　○○○○大学　○○○○学部
　　　　　　　　　　　　　　　　　　　　　　　　　　　○○研究室　○○○○，○○○○
　　　　　　　　　　　　　　　　　　　　　　　　　　　連絡先：03-1234-○○○○

2）アンケート調査依頼（同意書を含む）と倫理審査委員会提出書類の作成

　疫学研究を目的として行うときは，疫学研究の科学的合理性および倫理的妥当性の確保に努めなければならない。調査研究を調査対象者に対して行う場合は，インフォームドコンセント（同意）を得ることが重要である。被調査者に調査の協力を依頼する場合は，調査の目的，協力の意思は自由意思で決めること，同意しない場合は不利益になるようなことがない，個人の情報は厳重に保護されることなどを知らせた上で同意を得なければならない。

　詳しい内容については，文部科学省，厚生労働省の「疫学研究に関する倫理指針」（2008年12月一部改正）（http://www.niph.go.jp/wadai/ekigakurinri/）に従い，所属機関の倫理委員会の審査を受けることが必要である。倫理委員会の審査を受けるために準備する様式は，提出する機関により異なる。

　以下に，倫理委員会の審査を受けるための調査実施申請書の項目例を示す。「9．添付資料」としてあげた調査実施計画書，説明同意文書，調査票も様式は機関により異なる。

調査実施申請書に含める項目の例

1．調査課題
2．調査予定期間

3. 調査組織（共同調査者）とその分担内容（共同調査機関（協力施設）の有無，共同調査者）
4. 調査の意義（調査を実施する背景，先行研究などから調査を実施する目的や意義を述べる）
5. 調査内容（調査の具体的実施方法について記述する。予定調査用紙も添付する。人体から採取された試料の利用，成果などを記述）
6. 個々の調査参加施設および調査参加者（代諾者を含む）からのインフォームドコンセントの取得
7. 個人情報管理者（試料・資料の匿名化の種類，「連結可能匿名化」する場合，個人名と記号（識別コード）の連結表の保管方法）
8. 対象者の安全確保のための方策
9. 添付資料：調査実施計画書，説明同意文書，調査票

次頁に，申請書，調査実施計画書，説明同意文書の例を掲げる。

3. 食物摂取状況調査の実施方法

1）食物摂取状況調査の種類

食事調査の方法には食事記録法，24時間思い出し法，食物摂取頻度調査法，食事歴法，陰膳法（分析法），生体指標法などがある。どの食事調査法を用いるかは調査対象者や目的に応じて決定する。

ここでは公衆栄養や栄養教育に利用される食事記録法，24時間思い出し法，食物摂取頻度調査法を取り上げる。

2）食事調査の実施手順

食事調査実施にあたっては調査目的，対象者，評価内容を十分に検討して進めることが重要である。また，調査対象者には調査の目的や方法等を説明し，協力を依頼し，同意（インフォームドコンセント）を得ることが必要となる。標準的な流れを図2-1に示す。

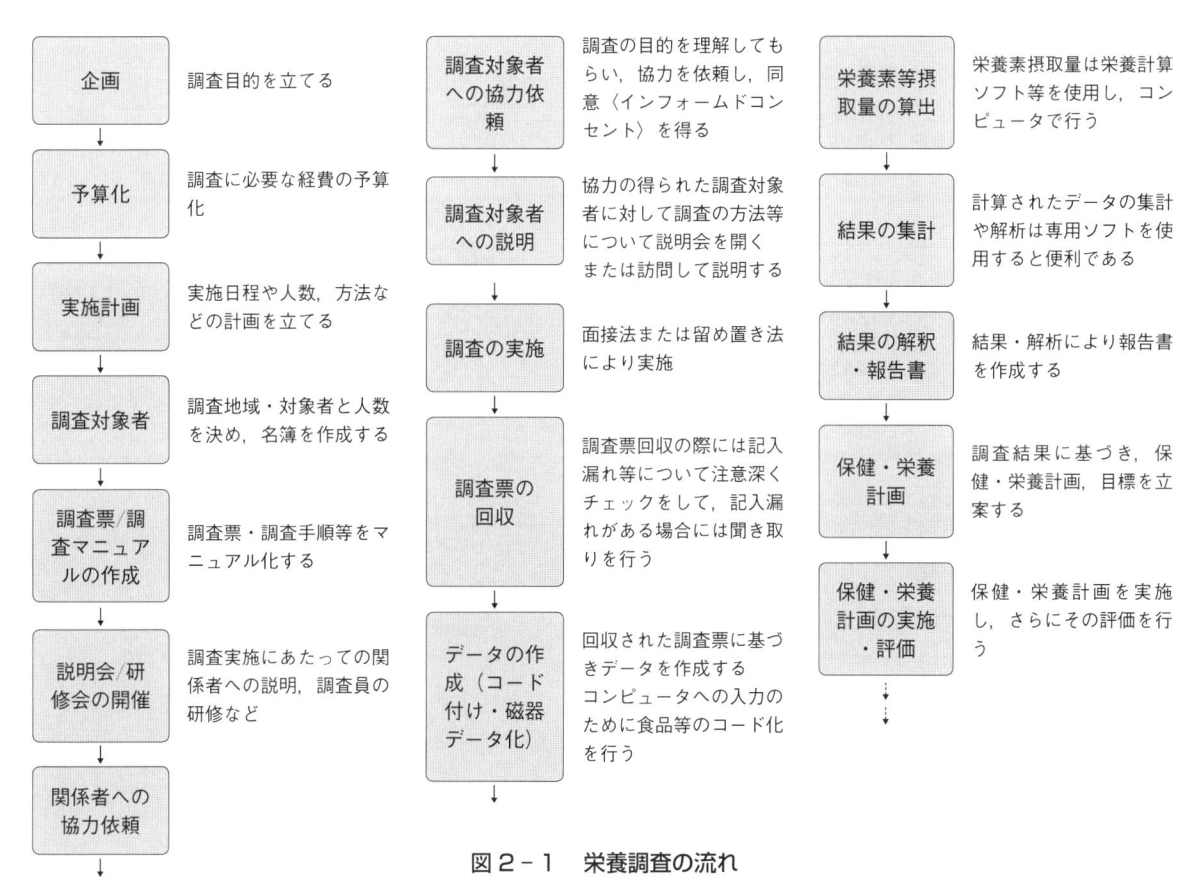

企画	調査目的を立てる
予算化	調査に必要な経費の予算化
実施計画	実施日程や人数，方法などの計画を立てる
調査対象者	調査地域・対象者と人数を決め，名簿を作成する
調査票／調査マニュアルの作成	調査票・調査手順等をマニュアル化する
説明会／研修会の開催	調査実施にあたっての関係者への説明，調査員の研修など
関係者への協力依頼	
調査対象者への協力依頼	調査の目的を理解してもらい，協力を依頼し，同意〈インフォームドコンセント〉を得る
調査対象者への説明	協力の得られた調査対象者に対して調査の方法等について説明会を開くまたは訪問して説明する
調査の実施	面接法または留め置き法により実施
調査票の回収	調査票回収の際には記入漏れ等について注意深くチェックをして，記入漏れがある場合には聞き取りを行う
データの作成（コード付け・磁器データ化）	回収された調査票に基づきデータを作成する コンピュータへの入力のために食品等のコード化を行う
栄養素等摂取量の算出	栄養素摂取量は栄養計算ソフト等を使用し，コンピュータで行う
結果の集計	計算されたデータの集計や解析は専用ソフトを使用すると便利である
結果の解釈・報告書	結果・解析により報告書を作成する
保健・栄養計画	調査結果に基づき，保健・栄養計画，目標を立案する
保健・栄養計画の実施・評価	保健・栄養計画を実施し，さらにその評価を行う

図2-1　栄養調査の流れ

（地域における健康・栄養調査の進め方，「健康日本21」における栄養・食生活プログラムの評価に関する研究班，2004参照・加筆）

第2章 地域・社会集団の健康・栄養状況の実態把握と課題分析方法の基本—公衆栄養アセスメント—

平成　年　月　日

倫理審査委員会委員長殿

人を対象とする実験・調査等に関する倫理審査申請書

下記のとおり人を対象とする実験・調査等に関する研究を行いたく，審査をお願いいたします。

申請者（責任者）　所属・職名
氏　　名　　　　印

調査題目	
調査予定期間	自　平成○年○月○日　至　平成○年○月○日
調査組織	氏名／所属／職名／分担内容　責任者（A市）／共同調査者
調査内容（目的，意義，方法，期待される成果）	
調査実施場所	
対象者およびその人数	
対象者の負担および人権擁護のための配慮や安全管理の方策	
倫理委員会判断	承認　条件付承認　変更勧告　不承認　審査対象外
受付番号	No.11000001　（事務局記入欄）
決裁	平成　年　月　日　承認No.0000001　委員長　印

調査計画書

1．調査テーマ：
2．調査期間：平成○年○月○日〜平成○年○月○日
3．調査責任者および共同調査者
　　　責任者
　　　共同調査者
4．調査等実施場所：
5．調査内容（調査等の目的，意義，期待される成果）
　【目的】
　【意義】
　【期待される成果】
6．対象者からの調査等参加同意書（インフォームドコンセント）の取得
　「ヘルシンキ宣言」，「疫学研究に関する倫理指針」ならびに「人を対象とする実験・調査等に関する倫理委員会規定」の趣旨に基づき，○○○郎が十分なインフォームドコンセントを行い，本調査に対象者として同意いただけた場合には，別紙依頼状および同意書に必要事項を記入し，捺印を求める。そして，同意を得る際には強制とならないようにするため○○○○を担当者として配置する。また，本調査の目的と方法，および，予想される利益と起こるかもしれない危険性や実験がもたらすかもしれない不快感を十分に説明するとともに，「この調査に協力しなくてもそれは自由であり，すでに調査に協力していても，いつでもその同意を自由に撤回できる」旨の依頼状を作成し・配布する。
7．対象者の人権擁護のための配慮（個人情報の管理と匿名化）
　（1）対象者のプライバシー保護のためには資料および試料の匿名化を行い，データ管理者にCCC花子を配置し，データ解析者と区別する。
　（2）対象者のプライバシーに関する事項は本人の同意なしに公開しない。
　（3）個人が特定できないようにデータはすべて識別番号を用いて管理する。
　（4）すべてのデータは個人での持ち出しができないよう，データ管理者CCC花子が鍵付き保管庫にて管理する。
8．対象者の安全確保のための方策
　　実験・調査の実施内容が安全だと考えられればその根拠を，危険性が考えられればその回避策を具体的に記述する。必要ならば文献や資料を示す。摂取方法・量・期間等，副作用等の危険性の可能性とその回避策や対応策なども具体的に記載する。

以　上

対象者用調査計画書

1．調査テーマ：
2．調査期間：平成○年○月○日〜平成○年○月○日
3．調査責任者および共同調査者
　　責任者：
　　共同調査者：
4．調査等実施場所：
5．調査内容（調査等の目的，意義，期待される成果）：
6．対象：
7．方法：○○を○○・・・・・・・・・という方法で行います。
8．対象者の人権擁護のための配慮：
　（1）本研究の遂行に当たっては「ヘルシンキ宣言」，「疫学研究に関する倫理指針」ならびに「人を対象とする実験・調査等に関する倫理委員会規定」の趣旨に基づき，これを遵守することは勿論，関連法規を遵守して対象者の人権と安全を最大限に尊重します。
　（2）対象者のプライバシーに関する事項は本人の同意なしに公開しませんし，プライバシー保護に最大限の努力をします。
　（3）個人が特定できないようにデータはすべて識別番号を用いて管理します。
　（4）調査により得られたデータは個人での持ち出しができないよう，データ管理者CCC花子が保管庫にて管理します。
9．対象者からの調査等参加同意書の取得方法
　本研究の目的と方法および予想される利益と，起こるかもしれない危険性や実験がもたらすかもしれない不快感について十分に説明しました。その結果，対象者として同意いただけた方は，別紙同意書に必要事項を記入し，捺印してください。
10．対象者の安全確保のための方策
　○○摂取支援はいわゆる食品に定義され，皆さんが日常・・であることから，摂取によって被害が生じる危険性は少ないと考えられます。骨量測定における・・安全に，専門技師が測定にあたります。

平成　年　月　日
　　　　　　　様

依　頼　状

○○○市○○
担当：　　　　印

下記テーマによる調査対象者としてご協力くださいますよう，お願い申し上げます。本研究の遂行にあたっては，「ヘルシンキ宣言」，「疫学研究に関する倫理指針」ならびに「人を対象とする実験・調査等に関する倫理委員会規定」の趣旨に基づくことは勿論，関連法規を遵守して対象者の人権と安全（性）を最大限に尊重し，医師の健康管理のもとに実施します。

なお，当日，または，調査途中において，少しでも体調がすぐれないときは必ずご連絡ください。調査を中止します。被験者となることを同意するか否かは全くの任意であり，いったん引き受けても，自由にその同意は撤回できます。また，調査後，万が一，本調査に起因すると思われる体調異常を感じることがあれば，必ず申し出てください。

—記—
調査テーマ：

殿

同　意　書

調査計画の目的と方法，および，危険性についての説明を受け，本調査の主旨を十分に理解し，下記調査の対象者として協力することに同意します。本調査に被験者（対象者）となることは全くの任意であります。

—記—
調査テーマ：
　　　　　　　　　　平成　年　月　日
氏　名：　　　　　　　　　　　　印
住所・電話番号：
（なお，対象者が未成年の場合は，保護者の同意も合わせて必要となります）
保護者氏名：　　　　　　　　　　印
住　所・電話番号：

3）食物摂取状況調査の種類別留意点

各調査法の概要は、「公衆栄養学」等の成書を参考にしていただき、ここでは、それぞれの調査にあたっての留意点のみを示す。

（1）食事記録法（秤量・目安記録法）

＜調査前＞

●事前説明は十分か。

調査に必要な資料の配付や説明はできているか。調査対象者が調査方法（計量方法や記録方法など）について十分理解できているか確認し、調査に対しての理解と協力を得る。

●調査票や秤、計量器の配布はできているか。

調査票の記入の仕方、調査に使用する計量器（秤や計量スプーン、計量カップなど）の使用方法についても配布時に説明をする。

＜調査後＞

●調査用紙の確認

調査用紙の記録漏れはないか。日付、時間、調査対象者について、摂取食品や料理およびその分量の記録は適切に書かれているか確認する。

- ・料理とその材料および重量
- ・調理法
- ・調味料の記載の有無
- ・生、乾燥など食品の状態、飲み物の希釈水など
- ・食品成分表に収載されていない食品はないか
- ・重量は適切な量か（多すぎる、または少なすぎる食品はないか）
- ・魚や貝などは廃棄量が除かれた量を記載しているか
- ・欠食など食事を食べなかった時の記載はできているか
- ・食事ごとの主食は抜けていないか。抜けている場合は摂取の有無の確認をしたか　など

●食品のコード化と重量換算

栄養計算ソフトを活用して摂取栄養量を計算するためにはデータ入力を行う。また栄養計算時には目安量で記載された食品については重量への換算が必要である。重量換算には標準化された換算表を利用する。

さらに食品をコード化して入力する。食品のコード化は日本食品標準成分表コード、または栄養計算ソフト専用のコードを使用する。食品成分表に収載されていない食品がある場合は、代替食品を設定するか、独自に食品コードを作成し、栄養素を入力する必要がある。代替食品や独自の食品コード作成においても調査者間における統一を図ることが重要である。外食や惣菜・コンビニ弁当など出来上がり料理については料理データベースを作成し料理コードを活用するとよい。

●栄養計算と集計

栄養計算は専用のソフトウェアを活用すれば便利である。集計については専用ソフトウェアの機能を活用して集計すると便利であるが、表計算ソフトなどの汎用ソフトを活用することも可能である。

（2）24時間思い出し法

＜調査前＞

●面接手順の確認

面接の手順はマニュアル化し、調査の導入、時間の流れに沿った食事内容の思い出しを行うなど、見落としのないように順序立てて質問をする。

●フードモデルや食品の写真、絵など食品の量を推定するためのツールは準備できているか確認し、目安量から重量換算への標準化を図る。

＜調査中＞

●調査対象者に対して回答の強要や無理な質問はないか。

●予想される回答や回答を誘導するために勝手な解釈をして質問をしていないか。

●時間の経過に沿って思い出しを手助けするなど適切な順序で質問ができているか。

●フードモデルなどを使用し，正確な量の把握に努めているか。

●言葉づかいは適切か。

●回答された内容を適切に記録しているか。また，記録用紙に記入漏れはないか。

＜調査後＞

●記録用紙の確認，データ入力については食事記録法に準じて行う。

（３）食物摂取頻度調査法（FFQ）

＜調査前＞

●事前説明は十分か。

　調査の目的や方法について説明できているか確認し，調査対象期間等についても十分理解してもらう。

●調査用紙の準備および配布

　記入方法について十分な説明をし，特に分量（ポーションサイズ）の推定について理解してもらう。

＜調査後＞

●調査用紙の記入漏れはないか。

　自記式の場合には特に記入漏れや解釈の間違いがないか確認が必要である。

●栄養計算と集計

　調査票に対応した栄養計算ソフトが開発されている場合が多いので専用ソフトを使用する。

　集計機能等を活用してエネルギーおよび栄養素摂取量を推定し，解析する（集計，解析方法「第2章4．食物摂取状況等のデータ算出と解析」参照）。

　エネルギーおよび栄養素摂取量は集団の分布を観察し，食品や栄養素と疾患等との関連をみる解析を行う。

　または，エネルギーおよび栄養素摂取量の分布から栄養改善の必要なグループのスクリーニングを行う。

演習・実習　2-4

> 　国民健康・栄養調査の食物摂取状況調査記録用紙を用いて食事調査を実施し，下記の記録例を参考にして，案分法による食事状況を記録しよう。なお，食品番号，調理コードは除いてよい。
>
> 案分（配分）法とは
> 　家族がひとつの料理を分けながら食べた場合，誰がどのくらい食べたかおおよその割合で記入する方法。残った場合はその割合も記入する。

食物摂取状況調査記録用紙記録例

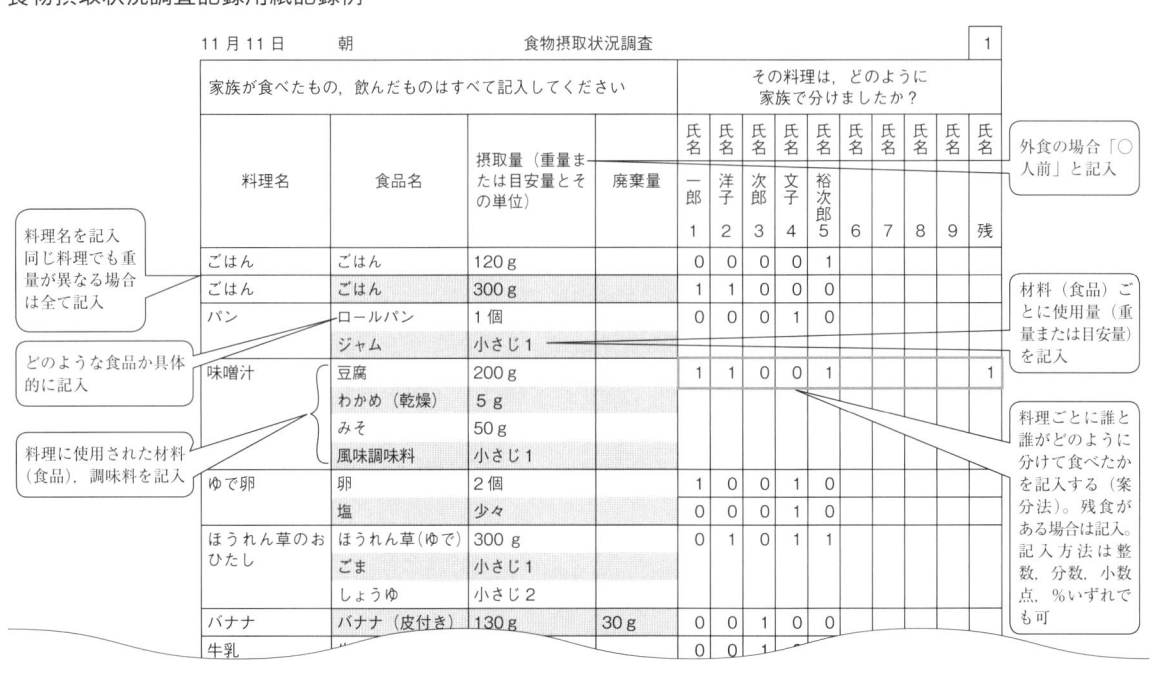

料理名	食品名	摂取量（重量または目安量とその単位）	廃棄量	一郎 1	洋子 2	次郎 3	文子 4	裕次郎 5	6	7	8	9	残
ごはん	ごはん	120 g		0	0	0	0	1					
ごはん	ごはん	300 g		1	1	0	0	0					
パン	ロールパン	1個		0	0	0	1	0					
	ジャム	小さじ1											
味噌汁	豆腐	200 g		1	1	0	0	1					1
	わかめ（乾燥）	5 g											
	みそ	50 g											
	風味調味料	小さじ1											
ゆで卵	卵	2個		1	0	0	1	0					
	塩	少々		0	0	0	0	0					
ほうれん草のおひたし	ほうれん草（ゆで）	300 g		0	1	0	1	1					
	ごま	小さじ1											
	しょうゆ	小さじ2											
バナナ	バナナ（皮付き）	130 g	30 g	0	0	1	0	0					
牛乳				0	0	1							

（注記）
- 料理名を記入　同じ料理でも重量が異なる場合は全て記入
- どのような食品か具体的に記入
- 料理に使用された材料（食品），調味料を記入
- 11月11日　朝　食物摂取状況調査　1
- 家族が食べたもの，飲んだものはすべて記入してください
- その料理は，どのように家族で分けましたか？
- 外食の場合「○人前」と記入
- 材料（食品）ごとに使用量（重量または目安量）を記入
- 料理ごとに誰と誰がどのように分けて食べたかを記入する（案分法）。残食がある場合は記入。記入方法は整数，分数，小数点，％いずれでも可

演習・実習 2-5

24時間思い出し法を使用し，学生同士で食事の聞き取りを行い，食事調査を実施しよう。聞き取った食事内容を食品のコード化，栄養計算を実行し，集団の栄養素摂取量について食事摂取基準をもとに評価しよう。

食事調査データの記入例

分量は1人分で記入してください

調査日	朝昼夕間食の区分(食べた人数)	料理名	その料理はどこで入手しましたか 1.家庭で調理 2.宅配 3.スーパーやコンビニで購入 4.外食 5.その他(市販品など)	その料理はどのように調理しましたか 1.そのまま 2.煮る，ゆでる，炊く 3.直火で焼く 4.揚げる 5.炒める，油で焼く 6.和える 7.複合(上記番号)	料理に使用した食品 [食品名](食品の状態や種類がわかるように)	その食品はどのように調理しましたか 1.そのまま 2.煮る，ゆでる，炊く 3.直火で焼く 4.揚げる 5.炒める，油で焼く 6.その他	食品の目安量 (目安量)(1人分)	[重量]g (目安量を重量に換算)
10月5日	朝 3人	ご飯	1	2	めし	2	茶碗1杯	150
		豆腐のみそ汁	1	2	木綿豆腐	2	1/8丁	50
					油揚げ	2	1/4枚	20
					わかめ(水戻し)	2	少々	5
					ねぎ	2	少々	5
					だし汁		汁椀1杯	180
					みそ		大さじ2/3	12
		青菜のおひたし	1	6	ほうれん草(ゆで)	2	1/3束	80
					醤油		小さじ1	6
					だし汁		小さじ1	5
					かつお節	1	少々	1
		魚の塩焼き	1	3	あじ	3	1尾(骨付きで130g位)	65
					塩		塩(魚の1%として)	1.3
		大根おろし	1	1	大根	1	3cm位	50
					醤油		小さじ1	6
	昼 1人	(外)親子丼	4	2	鶏肉	2		
					タマネギ			

演習・実習 2-6

食物摂取頻度調査票（FFQg）を使って，食事調査を実施し，専用ソフトを使って栄養計算を行い，自分の食生活を評価してみよう。

(注：この調査の栄養計算には，建帛社「エクセル栄養君」および「食物摂取頻度調査FFQg」が必要です*)

*「エクセル栄養君」および「食物摂取頻度調査FFQg」は2021年度で販売を終了しました。

「食物摂取頻度調査FFQg」調査票（一部例示）

食品ごとに示した図はふつう量のめやすです。この分量を参考にして一回に食べる量を解答してください。
一週間に一度も食べない場合は［0.食べない］を選んでください。

1. 少しは普通量の1／2，3.たっぷりは普通量の1.5倍が目安です。

1-a 穀類 主食は朝，昼，夕にそれぞれ何を食べますか？

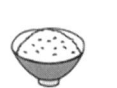

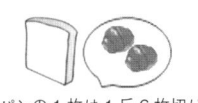

飯の1杯は普通茶碗に軽く盛った状態（男茶碗は1.5倍）

パンの1枚は1斤6枚切り食パン1枚，ロールパンなら小2個

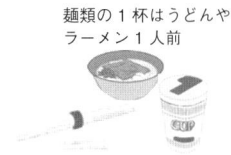

麺類の1杯はうどんやラーメン1人前

そうめんなら1.5輪（75g）

インスタントラーメンなら1個

-b お寿司や炊き込みご飯，どんぶりなど和風のご飯ものは1週間に何回食べますか？
-c カレーライスやハヤシライス，グラタンなどルーを使った料理は1週間に何回食べますか？

2 肉・肉加工品類 肉や肉の加工品はどのくらい食べますか？

普通量は80gです。80gとは……

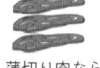

ロース肉なら1枚／薄切り肉なら2～3枚／ウィンナーなら4本／ハムなら4枚／鶏から揚げなら4～5個

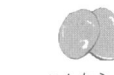

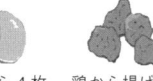

回答欄

1回に食べる量を0,1,2,3から選び，番号に○をつける → 1週間に食べる回数

穀類				
1週間に	朝	杯	杯	杯
1週間に	昼			
1週間に	夕			

	ご飯もの	1週間に	回
	カレーやハヤシルー	1週間に	回

肉・肉加工品類 ……1回に食べる量……

	0 食べない	1 少し	2 普通	3 たっぷり		
朝					1週間に	回
昼	0 食べない	1 少し	2 普通	3 たっぷり	1週間に	回
夜	0 食べない	1 少し	2 普通	3 たっぷり	1週間に	回

演習・実習　2-7

国民健康・栄養調査の調査員になってみよう。
国民健康・栄養調査の食物摂取状況調査記録用紙を使って調査対象者（学生間で）に国民健康・栄養調査について説明してみよう。

調査の目的や意義，調査方法等について調査対象者に説明を行う。特に秤量記録法では秤や計量器での計量の仕方，いつ，どのタイミングで計量するかなど普段の調理作業と異なる作業を伴うことが多いので注意深い説明が必要である。説明が終了したら，チェック表を使ってお互いの説明の仕方について評価しよう。
説明に使用する資料等は「国民健康・栄養調査に関する情報のページ」も参照にしよう。
http://www.nibiohn.go.jp/eiken/chosa/kenkoeiyo.html

調査方法を調査対象者に説明するときのチェック表
- □ 調査員自身が，調査の目的や方法などの詳細とデータ処理の概要を十分に理解して説明したか
- □ 調査方法を説明するためにわかりやすい資料を用意していたか
- □ 普段の食事をそのまま記録することが調査対象者の生活状況を的確に評価することにつながることを理解し，説明したか
- □ 記録を忘れやすい食事・食品とそれを防ぐ工夫について説明したか
- □ 秤の使用方法と食品を計量・記録するポイントを説明したか
- □ 案分法による記録方法について説明したか
- □ 惣菜，コンビニ弁当，外食時の出来上がった料理の記録方法について説明したか
- □ 卓上で使用する調味料やドレッシング類などの記録方法について説明したか（調理時に使用した調味料でないため，一人分の純摂取量を記入）
- □ 使用食品は摂取状態で記入することを説明したか（乾物か生かなど食品の状態について）
- □ 欠食時についても「欠食」と記入することを説明したか
- □ 濃縮食品や粉末食品に使用する水や湯についても記入することを説明したか

4．食物摂取状況等のデータ算出と解析

1）データの集計・検証

食事調査から得られた食物摂取状況等や，日本食品標準成分表のデータを用いて得られた栄養素等摂取量のデータを集計・分析する主な目的は，対象とする地域・社会集団の健康・栄養状況の実態を把握することである。具体的には食物摂取状況等のデータと身体状況（肥満者の割合，メタボリックシンドロームの状況など）や生活習慣状況（身体活動，喫煙，飲酒の習慣など）とのかかわりを検討したり，地域差や年次推移，性差，年齢階級別データの平均値や標準偏差等から集団特性を客観的に評価することである。

ここでは，食事調査で得られたデータを集計し，分析する方法を学ぶものとする。データ分析にはExcelアドインプログラムの分析ツールを用いることから，Excel関数を表2-2に示した。

表2-2　データ分析に用いるエクセル関数一覧

データ分析法	エクセル関数（fx）	備考
平均値	=AVERAGE	セル範囲
中央値	=MEDIAN	セル範囲
標準偏差	=STDEV	セル範囲
パーセンタイル値	=QUARTILE	セル範囲，戻り値
F検定	=FTEST	セル範囲1，セル範囲2
t-検定	=TTEST	セル範囲1，セル範囲2
2変数の相関関数	=CORREL	セル範囲1，セル範囲2

2）統計処理の基本＜度数分布，平均値，中央値，標準偏差，パーセンタイル値等＞

（1）度数分布

データ解析を初める前にまず，得られたデータの度数分布を確認する。この利点として，①あり得ない値，入力ミス，欠損値などがチェックできる，②データの全体的な状況を直感的にとらえることができる，③以後どのように分析を進めていけばよいのかの考える手がかりを得ることができる，の3つがあげられる。

（2）平均値

分布のなかで最も一般的・典型的な位置を表わす尺度の1つで算術平均である。データの総和をデータ数で割った値である。

（3）中央値

データを大きさの順に並べたときにちょうど真ん中に位置する値である。データ数をn個とすると，データ数が奇数であれば（n+1）/2番目，データ数が偶数であればn/2番目とn/2+1番目の値の平均である。

（4）標準偏差

平均値と同様に外れ値の影響を大きく受けるため，代表値の指標として平均値を用いる場合に散布度の指標として用いるのが標準偏差である。標準偏差は個々の値と平均値の差の2乗の平均の平方根を取った値であるので，個々の値が平均値から離れている程度を示したものである。標準偏差の値が大きくなるほど，データが散らばっているといえる。

（5）パーセンタイル値

代表値として中央値を用いる場合に散布度の指標として用いられるのがパーセンタイル値や四分位数である。パーセンタイル値を求める場合には，まずデータを大きい順に並べ，全体を100に分割したときのそれぞれの群の間の境界値である。50パーセンタイルは中央値と一致する。

パーセンタイル値（四分位数）のExcel関数（fx）では，最小値，25%，50%，75%，最大値を求めることができる。なお，戻り値は最小値→0，25%→1，50%→2，75%→3，最大値→4で指定する。

演習・実習 2-8

> 20歳代女性を対象とした食事調査結果から得られたエネルギー摂取量（次頁表）を用いて，度数分布表（ヒストグラム），基本統計量（平均値，中央値，標準偏差），パーセンタイル値を算出しよう。
> 同様にその他の栄養素，食品群別摂取量についても次頁表に掲げたデータおよび演習・実習2-5，2-6で得られたデータなども用いて算出してみよう。
> さらにそれらの結果を，食事摂取基準をもとに個人または集団の食事摂取状態を評価してみよう。

① エクセルの分析ツール（アドインプログラム）*を用いて度数分布表を作成する。

② Excelツールバー** → 挿入 → データ → データ分析 を選択する。表示された分析ツールの項目から「**ヒストグラム**」をクリックして選択する。

③ 入力範囲はエネルギー摂取量のデータを指定し，**データ区間は，ヒストグラムの図で表したい階級幅**を自ら，最小値と最大値をもとに設定し，それらの値をデータ区間として，指定する。出力オプションの**グラフ作成**をチェックして，**OKボタン**をクリックする。

④ 基本統計量（平均値や標準偏差等）を算出するには，②と同様**データ分析**を選択した後，表示された分析ツールの項目から「**基本統計量**」をクリックして選択する。そして，③と同様に，入力範囲，出力先，統計情報を指定し，**OKボタン**をクリックする。

⑤ また平均値は，**関数の挿入（fx）ボタン**をクリックし，**関数名AVERAGE**を選択し，該当するデータを指定して，算出する。標準偏差は，**関数の挿入（fx）ボタン**をクリックし，**関数名STDEV**を選択し，該当するデータを指定して，算出する。

⑥ 平均値と標準偏差の図を作成する。Excelツールバー → 挿入 → グラフの作成 → 縦棒 を選択して，平均値の棒グラフを作成する。作成した図（グラフ）を選択しながら，Excelツールバー

→ **レイアウト** → **誤差範囲** → **その他の誤差範囲** を選択し，誤差範囲をユーザー設定で標準偏差値を指定すると，平均値の棒グラフに標準偏差値を表示させることができる。

⑦ パーセンタイル値：②同様**データ分析**を選択した後，表示された分析ツールの項目から「**順位と百分位数**」をクリックして選択する。③と同様に，入力範囲，出力先を指定し，**OK ボタン**をクリックする。示された順位とパーセントから，1，5，10，25，50，75，90，95，99 の値を表にまとめる。

③，④，⑥，⑦の図表は，p.21 に示した。

*分析ツールは Microsoft Office Excel のアドインプログラムで，Microsoft Office または Excel をインストールすると利用可能になる。ただし，Excel で分析ツールを使用するには，最初に分析ツールを読み込む必要がある。
1．［**Microsoft Office ボタン**］をクリックし，［**Excel のオプション**］をクリックする。
2．［**アドイン**］をクリックし，［**管理**］ボックスの一覧の［**Excel アドイン**］をクリックする。
3．［**検索**］をクリックする。
4．［**有効なアドイン**］ボックスの一覧で，［**分析ツール**］チェックボックスをオンにし，［**OK**］をクリックする。
5．分析ツールを読み込むと，［**データ**］タブの［**分析**］で［**データ分析**］を利用できるようになる。

◆アドインプログラムを用いないでも**基本統計量**は算出できる。Excel の「**ホーム**」タブにある「**編集**」ボタンの「**ΣオートSUM**」ボタンをクリックし，Excel 関数を選択または入力すればよい。

**エクセルのバージョンにより，表示等が若干違う場合がある。

表 演習・実習2-8 摂取量

No.	エネルギー摂取量 kcal	たんぱく質摂取量 g	脂質摂取量 g	ビタミンD摂取量 μg	カルシウム摂取量 mg	食塩摂取量 g
1	1,772	66.5	72.3	6.9	251	4.8
2	1,112	37.7	47.5	8.8	296	5.6
3	1,479	46.0	30.1	3.4	293	7.5
4	1,442	52.1	59.9	7.2	273	5.2
5	1,520	56.2	40.0	14.0	407	10.0
6	1,635	57.2	52.1	6.2	294	8.9
7	1,568	64.4	58.7	9.8	456	5.4
8	1,281	44.7	35.8	5.9	179	8.4
9	1,528	52.4	55.2	7.9	426	6.8
10	1,621	56.7	66.2	3.3	219	7.7
11	1,094	39.5	32.6	6.8	387	5.5
12	1,609	49.8	67.3	3.2	385	6.3
13	1,351	52.7	53.3	4.8	315	8.0
14	1,542	48.8	51.3	15.6	268	3.4
15	2,123	67.2	72.8	5.4	534	7.4
16	1,380	42.4	41.4	5.7	288	5.9
17	1,455	54.0	43.1	5.6	287	6.2
18	2,086	73.1	77.2	10.0	678	10.2
19	1,145	44.0	30.4	2.5	244	7.9
20	1,219	47.8	44.3	4.2	323	5.6
21	1,417	38.1	30.9	2.4	479	7.2
22	1,508	47.8	41.6	3.5	373	5.8
23	1,225	33.7	42.0	1.8	291	4.6
24	1,120	37.8	36.2	3.2	318	4.8
25	2,519	102.3	65.2	4.6	1,371	9.1
26	1,117	39.2	46.9	9.5	392	4.6
27	1,772	72.2	81.7	2.2	262	7.3
28	1,144	42.8	30.3	1.6	263	11.4
29	1,351	44.6	43.7	23.4	189	5.1
30	1,520	51.9	74.0	3.5	410	6.8
31	1,937	98.4	42.3	1.8	204	2.1
32	1,151	45.9	32.7	6.4	298	8.8
33	1,243	36.7	45.7	3.2	214	3.6
34	1,469	62.4	46.9	17.0	219	6.7
35	1,772	60.6	53.8	12.0	260	5.5
36	1,181	36.5	51.5	7.8	392	3.5
37	2,998	79.9	90.6	8.2	262	6.6
38	1,483	33.4	33.3	2.0	256	3.9
39	1,335	40.7	39.9	6.6	175	4.5
40	1,308	41.8	56.7	7.5	188	8.2

（本データは建帛社ホームページからダウンロードできます）

度数分布表（ヒストグラム），基本統計量（平均値，中央値，標準偏差）」の出力シート

ヒストグラムの階級幅（データ区間）の設定

1200
1600
2000
2400
2800
3200

ヒストグラムのデータ区分別頻度

データ区間	頻度
1200	8
1600	21
2000	7
2400	2
2800	1
3200	1
次の級	0

ヒストグラムの図

基本統計量

平均	1513
標準誤差	61.81
中央値（メジアン）	1462
最頻値（モード）	1772
標準偏差	390.95
分散	15840.16
尖度	4.914235
歪度	1.93420
範囲	1904
最小	1094
最大	2998
合計	60532
標本数	40

平均値 1,513kcal と標準偏差 391kcal

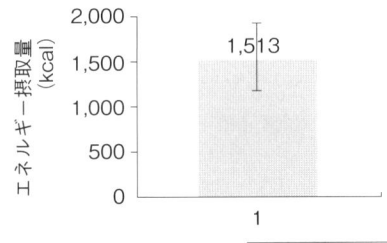

「パーセンタイル値」の出力シート

順位と百分位数

番号	エネルギー摂取量 kcal	順位	パーセント
37	2,998	1	100.00%
25	2,519	2	97.40%
15	2,123	3	94.80%
18	2,086	4	92.30%
31	1,937	5	89.70%
1	1,772	6	87.10%
27	1,772	7	84.60%
35	1,772	8	82.00%
6	1,635	9	79.40%
10	1,621	10	76.90%
12	1,609	11	74.30%
7	1,568	12	71.70%
14	1,542	13	69.20%
9	1,528	14	66.60%
5	1,520	15	64.10%
30	1,520	16	61.50%
22	1,508	17	58.90%
38	1,483	18	56.40%
3	1,479	19	53.80%
34	1,469	20	51.20%
17	1,455	21	48.70%
4	1,442	22	46.10%
21	1,417	23	43.50%
16	1,380	24	41.00%
13	1,351	25	38.40%
29	1,351	26	35.80%
39	1,335	27	33.30%
40	1,308	28	30.70%
8	1,281	29	28.20%
33	1,243	30	25.60%
23	1,225	31	23.00%
20	1,219	32	20.50%
36	1,181	33	17.90%
32	1,151	34	15.30%
19	1,145	35	12.80%
28	1,144	36	10.20%
24	1,120	37	7.60%
26	1,117	38	5.10%
2	1,112	39	2.50%
11	1,094	40	0.00%

	平均値	標準偏差	パーセンタイル値								
			1th	5th	10th	25th	50（中央値）	75th	90th	95th	99th
エネルギー摂取量	1,513	391	1,094	1,117	1,144	1,243	$\frac{1,469+1,455}{2}$	1,609	1,937	2,123	2,519

3）エクセルのピボットテーブルを活用したデータ集計

　ピボットテーブルとは，エクセルでクロス集計（2つ以上の項目についてデータの集計を行う集計方法）を行う機能である。取り込んだデータから項目を自動的に抽出し，ドラッグ＆ドロップを行うだけで任意に縦軸・横軸などに配置する項目を変更できるほか，度数分布表の作成や，集計結果と自動リンクするグラフも作成できるため，1つのデータをいろいろな視点から分析できる。

（1）データシートを作成する

　エクセルの1行目はタイトル行とし，ID，エネルギー，たんぱく質などの変数名を入力し，2行目からは

各個人の値を入力していく。必ず1人のデータはすべて1行に入力する。

(2) ピボットテーブルの作成

集計したいデータ範囲を選択し，挿入タブから「**ピボットテーブル**」のボタンをクリックし，**OKボタン**をクリックすると，新規ワークシートにピボットテーブルが作成される。

(3) 度数分布表とヒストグラムを作成する

① 画面右に表示されたピボットテーブルのフィールドリストから，度数分布表を作成する変数（エネルギーなど）を右下の「**行ラベル**」のフィールドにドラッグする。

② A列に表示された行ラベルのいずれかの値にカーソルを合わせ，上部の「**グループフィールド**」のボタンをクリックし，グループ化の単位を入力する。このとき，先頭の値，末尾の値には最小値と最大値が表示されるが，先頭の値には最小値以下の，末尾の値には最大値以上の切のいい数字を指定するとヒストグラムが適切に書ける。

③ IDをフィールドリスト右下の「**値**」のフィールドにドラッグし，「**合計/ID**」と表示された部分をクリックし，「**値フィールドの設定**」から「**データの個数**」を選択する。これで度数分布表が完成する。

④ 度数分布表のデータ範囲を選択し，右上の「**ピボットグラフ**」のボタンをクリックし，表示されたグラフの挿入画面から，縦棒を選択し，**OKボタン**をクリックする。

⑤ レイアウトのタブから軸ラベル，グラフタイトルなどを挿入し，ヒストグラムを仕上げる。

ピボットテーブルによる度数分布表とヒストグラムの作成

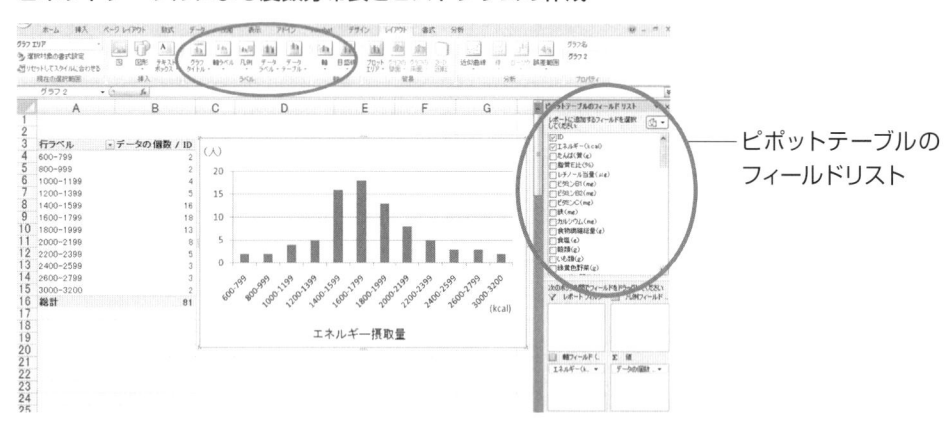

(4) グループ別にヒストグラムを作成する

① (3) ⑤の状態でフィールドリスト右下の「**凡例フィールド**」（列ラベル）のボックスに名義変数や順序尺度をドラッグすると，度数分布表とヒストグラムがグループ別の表示に切り替わる。下図は間食頻度（週6回以下，毎日する）を列ラベルにした場合のエネルギー摂取量のヒストグラムを示している。

ピボットテーブルによるグループ別ヒストグラムの表示

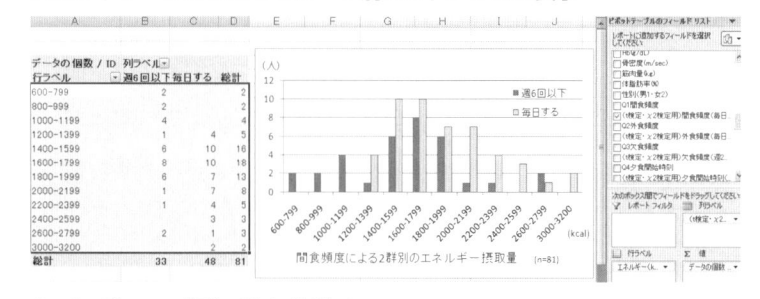

(5) グループ別の値を集計する

① グループ別に代表値を集計したい場合，「**凡例フィールド**」（列ラベル）のボックスに名義変数や順序尺度をドラッグし，「**行ラベル**」のフィールドにIDをドラッグする。

② 「**値**」のフィールドには変数（エネルギーなど）をドラッグし，値フィールドの設定から「**平均**」を選択すると，各グループの平均値がピボットテーブルの最下行に表示される。この状態でエクセル関数を用いれば，グループごとの標準偏差の算出やt-検定・分散分析などの検定が可能である。

4）有意差検定の基礎＜t-検定，F検定等＞，分散分析と相関分析の基礎

（1）有意差検定の基礎＜t-検定，F検定等＞

2つのグループ（母集団）の平均に有意差があるかどうかを判断するために，t-検定を行う。

このt-検定を行う前に，2つのグループの母分散は等しいかどうかを検討する必要がある。これはF検定で確認を行う。

F検定で等分散だった場合は，t-検定（等分散を仮定した2標本による検定）を行う。

（2）分散分析

分散分析ではデータごとの平均の違いをバラツキとみなし，バラツキの大きさがデータ誤差のバラツキよりも大きいかどうかを判断して，平均に違いがあるかどうかを判断する。バラツキの違いをF検定によって判断し誤差の分散の等分散の検定を行い，バラツキの指標として平均の分散の検定を行うものである。

（3）相関分析

2つの変数xとyがあるときに，xの変化に伴って，yも変化するような関係を相関関係という。xが増えるとyも増えるような関係を正の相関関係，xが増えるとyは減るような関係を負の相関関係という。どちらの傾向も見られない場合は無相関という。相関関係の有無を統計的に調べることを相関分析という。

2つの変数の間に相関関係があるかどうかを数値的に判断するには相関係数を指標とする。相関係数はrで表し，-1から1までの値をとる。相関関係の強さは，相関係数の2乗値r^2で評価し，1に近いほど相関が強いことを意味する。0に近ければ相関関係は存在しない。

（4）χ^2検定

名義尺度（要因A）と名義尺度（要因B）の間の関連を調べるため，実測値と期待値の偏り（χ^2値）を求め，これが有意な偏りであるかを判断するためにχ^2検定を行う。期待値の算出方法は右に示した。χ^2値はセルごとに（実測値−期待値）の2乗を期待値で割ることで求め，これを総和したものである。このχ^2が該当する自由度のχ^2分布の有意水準5％となる限界値より大きければ，実測値は期待値から有意に偏っている（要因Aのグループ間で要因Bの人数が有意に異なる）と判断できる。自由度は（要因Aの個数−1）×（要因Bの個数−1）である。エクセ

χ^2検定における各セルの期待値の求め方

	B_1	B_2	行合計
A_1	a	b	R_1
A_2	c	d	R_2
列合計	C_1	C_2	N

表中のa〜dは実測値を表す。
aの期待値 $E_a = C_1 \times R_1 / N$
bの期待値 $E_b = C_2 \times R_1 / N$
cの期待値 $E_c = C_1 \times R_2 / N$
dの期待値 $E_d = C_2 \times R_2 / N$

ルでピボットテーブルを活用してχ^2検定を行う場合には，以下の手順で実施できる。

① ピボットテーブルの列ラベルと行ラベルの両方に名義変数をドラッグする。
② 値フィールドにIDをドラッグし，「**値フィールドの設定**」から「**データの個数**」を選択するとグループ別の人数（実測値）が表示される。
③ ②で表示させた実測値から期待値を算出する。
④ 関数（＝CHITEST（観測値範囲：期待値範囲））を用いてχ^2検定のP値を算出する。P値が0.05より小さければ，グループ間で人数に有意差があると判断できる。

実測値（ピボットテーブル）と期待値を利用したχ^2検定の実施

	A	B	C	D	E
1	①実測値				
2			間食頻度		
3		データの個数 / ID	列ラベル		
4		行ラベル	週6回以下	毎日する	総計
5	欠食頻度	週1回以下	20	25	45
6		週2回以上	13	23	36
7		総計	33	48	81
8					
9	②期待値				
10			間食頻度		
11			週6回以下	毎日する	
12	欠食頻度	週1回以下	18	27	
13		週2回以上	15	21	
14					
15	③χ^2検定	(=CHITEST(C5:D6,C12:D13))			
16			P=	0.448	

演習・実習　2-9

> 有意差検定
> 　20歳代女性で，食事調査とともに野菜摂取に対する意識調査を行い，野菜に対する意識のある群となし群の2群間における野菜（緑黄色野菜とその他の野菜の合計）摂取量の平均に有意差があるかどうか検定してみよう。

① 野菜摂取に対する意識別の野菜摂取量（緑黄色野菜とその他の野菜の合計）データ（下記表，本データは建帛社ホームページからダウンロードできます）をExcelシートに入力する。

② 2つのグループの母分散は等しいかどうかを検討するためのF検定を行う。

　　Excelツールバー　→　挿入　→　データ　→　データ分析　を選択する。表示された分析ツールの項目から「**F検定**」をクリックして選択する。

③ F検定の結果，p値は0.156で，0.05以上であったため等分散と仮定し，t-検定（等分散を仮定した2標本による検定）を行う。

　　②同様に**データ分析**を選択する。表示された分析ツールの項目から「**t-検定（等分散を仮定した2標本による検定）**」をクリックして選択する。

④ ここで得られたt-検定のp値（両側）は，0.016であるので，有意水準5%を下回ったので，有意差があると判断できる。

t-検定（等分散を仮定した2標本による検定）の出力シート

野菜摂取に対する意識*別の野菜摂取量（g）　*質問「野菜や海藻など食物繊維の多いものを食べるようにしているかどうか」で，はいと回答した者を「意識あり」，いいえと回答した者を「意識なし」とした。

No	意識あり	意識なし
1	168.0	224.0
2	175.0	138.0
3	332.0	146.0
4	160.0	113.0
5	240.0	143.5
6	236.5	137.0
7	316.2	246.5
8	312.4	260.0
9	180.0	140.8
10	261.5	286.4
11	270.0	145.0
12	163.4	236.0
13	227.5	182.1
14	282.4	
15	145.0	
16	130.0	
17	338.5	
18	281.0	
19	177.5	
20	301.0	
21	186.0	
22	396.0	
23	270.0	
24	388.0	
25	320.0	
26	163.7	
27	190.0	

F検定：2標本を使った分散の検定

	意識あり	意識なし
平均	244.8741	184.4846
分散	5861.117	3359.171
観測数	27	13
自由度	26	12
観測された分散比	1.74481	
p（F<=f）片側	0.156436	
F境界値片側	2.490539	

t-検定：等分散を仮定した2標本による検定

	意識あり	意識なし
平均	244.8741	184.4846
分散	5861.117	3359.171
観測数	27	13
プールされた分散	5071.029	
仮説平均との差異	0	
自由度	38	
t	2.512099	
p（T<=t）片側	0.008184	
t境界値片側	1.685954	
p（T<=t）両側	0.016368	
t境界値両側	2.024394	

> 片側検定は，元（A）の正規分布に対して，一方（B）の発生データ確率が片側だけの5%以内かどうかを判定するもので，明らかにどちらかが大きいと判断される場合に使用する。例えば，小学校5年生の平均身長と中学2年生の平均身長を比較した場合など。
>
> 両側検定は，（A）と（B）に差があるのかわからない場合に使用する。有意水準を両側に設定するもので，同じ有意水準5%でも，実質的には有意水準2.5%の片側検定となる。このことから，両側検定は，片側検定に比べ判定基準が2倍厳しくなる。分析ツール結果では，片側検定の確率を2倍して両側検定の確率としている。

演習・実習 2-10

一元配置分散分析
20歳代女性で，歩数の測定および身体活動状況についての調査を行い，身体活動状況別3群の歩数の平均に有意差があるかどうか検定してみよう。

① 身体活動状況別3群の歩数データ（下記表，本データは建帛社ホームページからダウンロードできます）を Excel シートに入力する。
② 3群間の平均値に差があるかどうかを検討するために一元配置分散分析を行う。
③ Excel ツールバー → 挿入 → データ → データ分析 を選択する。表示された分析ツールの項目から「**分散分析：一元配置**」をクリックして選択する。
④ ここで得られた p 値は 0.0386 と有意水準5％を下回ったので有意差があると判断できる。

一元配置分散分析の出力シート

身体活動状況*（質問「ふだんの生活において，身体を動かしていますか」）別の歩数（歩）

No	いつもしている	ときどきしている	あまりしていない
1	7,126	5,271	4,557
2	4,373	6,855	6,932
3	12,000	6,342	5,899
4	2,947	3,938	5,512
5	7,045	5,762	3,337
6	15,292	3,468	1,350
7	15,133	8,346	
8	20,119	11,474	
9	6,324	10,505	
10	4,651	3,592	
11	19,804	10,121	
12	3,023		
13	3,850		
14	8,702		
15	9,344		
16	6,000		
17	10,248		
18	7,503		
19	18,262		
20	7,005		
21	11,468		
22	9,812		
23	7,632		

*身体活動状況の設問は，「ふだんの生活において，身体を動かしていますか」，選択項目は「いつもしている」，「時々している」，「あまりしていない」

一元配置とは
データの配列が1つのグループに対象データが1つずつあるものをさす。
一元配置分散分析の使用の際の留意点
一元配置でグループが3つ以上の場合にこの分析法を使用する。
ただし，分散分析ではどのグループとの間に差があるのかはわからない。あくまでもグループのどこかに差があることだけが明らかになるものである。p 値が 0.05（＝有意水準5％）より小さいとき，3 標本に差があると判定する。

分散分析：一元配置
概要

グループ	標本数	合計	平均	分散
いつもしている	23	217,663	9,463.609	26,668,810
ときどきしている	11	75,674	6,879.455	8,213,562
あまりしていない	6	27,587	4,597.833	4,023,372

分散分析表

変動要因	変動	自由度	分散	観測された分散比	p 値	F 境界値
グループ間	1.33E＋08*	2	66,254,193	3.558091	0.038607	3.251924
グループ内	6.89E＋08	37	18,620,711			
合計	8.21E＋08	39				

*$1.33×10^8$ の意味を示す。

26　第2章 地域・社会集団の健康・栄養状況の実態把握と課題分析方法の基本―公衆栄養アセスメント―

演習・実習　2-11

相関係数の算出
　演習・実習2-8のエネルギー摂取量とたんぱく質摂取量のデータには，相関関係があるかどうか相関係数を算出してみよう。さらに，散布図と近似曲線（直線）を作成しよう。

① エネルギーとたんぱく質摂取量のデータ（p.20）を **Excel シート**に入力する。
② 2つのデータの相関係数を算出する。
　　Excel ツールバー → 挿入 → データ → データ分析 を選択する。表示された分析ツールの項目から「**相関**」をクリックして選択する。
③ 相関係数は0.828となり，1に近いので統計的にエネルギー摂取量とたんぱく質摂取量には相関があるといえる。
④ 散布図を作成する。
　　Excel ツールバー → 挿入 → 入力範囲指定 → グラフの作成 → 散布図 を選択する。
⑤ 近似曲線（直線）を作成する。
　　散布図の上の任意のプロット点上でマウスを右クリックして，表示されるメニューの［**近似曲線の追加**］をクリックすると［**近似曲線のオプション**］が現れる。［**近似または回帰の種類**］の［**線型近似**］をチェックし，［**グラフに数式を表示する**］をチェックすると，散布図上に近似曲線（直線）とその曲線（直線）を表す数式が表示される。

相関係数の算出，散布図と近似曲線（直線）の算出の出力シート

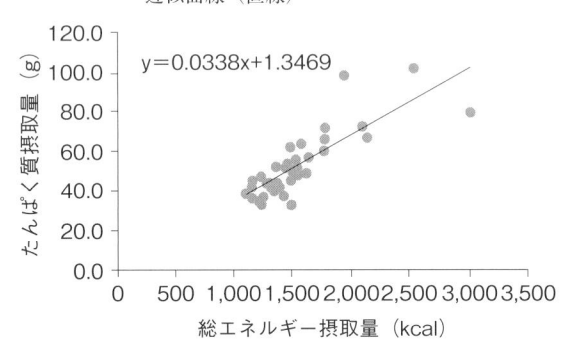

エネルギーとたんぱく質摂取量の散布図と近似曲線（直線）

$y = 0.0338x + 1.3469$

5）エネルギー調整法＜残差法＞

　食事調査で得た栄養素等摂取量などを用いて，食事の要因と健康・疾病の関連性を検討する場合，エネルギーの影響を取り除いた栄養素量（エネルギー調整栄養素摂取量）を指標として用いる必要がある。方法としては，密度法と残差法がある。ここでは残差法のみを取り上げる。

演習・実習　2-12

残差法によるエネルギー調整
　演習2-8のエネルギー摂取量とたんぱく質摂取量から回帰式算出，期待値と残差の算出，エネルギー調整（残差法）値を算出してみよう。

① エネルギーとたんぱく質摂取量データから回帰式（$y = cx + d$）を求めるが，演習・実習2-11の近似曲線が回帰式にあたいする。その結果，傾き（c）0.0338，切片（d）1.3469となる。
② エネルギーとたんぱく質摂取量データおよび上記①に示した回帰式より期待値，残差，調整値を算出する。期待値は，各人のエネルギー摂取量を回帰式に代入して，回帰式から得られるたんぱく質の期待値を算出する。残差は，たんぱく質摂取量とたんぱく質期待値の差から算出する。調整値は，残差と集団の平均エネルギー摂取量から求めたたんぱく質期待値の和から算出する。

4．食物摂取状況等のデータ算出と解析

エネルギーとたんぱく質摂取量データ（p.20 表）より算出した
期待値，残差，エネルギー調整（残差法）値

No	(x) エネルギー 摂取量 kcal	(y) たんぱく質 摂取量 g	期待値 g	残差 g	エネルギー調整 後たんぱく質量 調整値 g
1	1,772	66.5	61.2	5.3	57.8
2	1,112	37.7	38.9	-1.2	51.3
3	1,479	46.0	51.3	-5.3	47.2
4	1,442	52.1	50.1	2.0	54.5
5	1,520	56.2	52.7	3.5	56.0
6	1,635	57.2	56.6	0.6	53.1
7	1,568	64.4	54.3	10.1	62.6
8	1,281	44.7	44.6	0.1	52.6
9	1,528	52.4	53.0	-0.6	51.9
10	1,621	56.7	56.1	0.6	53.1
11	1,094	39.5	38.3	1.2	53.7
12	1,609	49.8	55.7	-5.9	46.6
13	1,351	52.7	47.0	5.7	58.2
14	1,542	48.8	53.5	-4.7	47.8
15	2,123	67.2	73.1	-5.9	46.6
16	1,380	42.4	48.0	-5.6	46.9
17	1,455	54.0	50.5	3.5	56.0
18	2,086	73.1	71.9	1.2	53.7
19	1,145	44.0	40.0	4.0	56.5
20	1,219	47.8	42.5	5.3	57.8
21	1,417	38.1	49.2	-11.1	41.4
22	1,508	47.8	52.3	-4.5	48.0
23	1,225	33.7	42.8	-9.1	43.4
24	1,120	37.8	39.2	-1.4	51.1
25	2,519	102.3	86.5	15.8	68.3
26	1,117	39.2	39.1	0.1	52.6
27	1,772	72.2	61.2	11.0	63.5
28	1,144	42.8	40.0	2.8	55.3
29	1,351	44.6	47.0	-2.4	50.1
30	1,520	51.9	52.7	-0.8	51.7
31	1,937	98.4	66.8	31.6	84.1
32	1,151	45.9	40.3	5.6	58.1
33	1,243	36.7	43.4	-6.7	45.8
34	1,469	62.4	51.0	11.4	63.9
35	1,772	60.6	61.2	-0.6	51.9
36	1,181	36.5	41.3	-4.8	47.7
37	2,998	79.9	102.7	-22.8	29.7
38	1,483	33.4	51.5	-18.1	34.4
39	1,335	40.7	46.5	-5.8	46.7
40	1,308	41.8	45.6	-3.8	48.7

（本データ（x, y）は建帛社ホームページからダウンロードできます）

集団の平均エネルギー摂取量から求めたたんぱく質期待値

> 集団の平均エネルギー摂取量は，
> 1,513 kcal
> 回帰式より，たんぱく質期待値は，
> 52.5 g

エネルギーとたんぱく質摂取量の回帰式

> 傾き c＝0.0338，切片 d＝＋1.3469
> 回帰式は，y＝0.0338x＋1.3469

（傾き c）
　Excel ツールバー → 数式 → fx 関数の挿入 → 関数名：SLOPE を選択する。既値の y には，たんぱく質データのセル範囲を指定し，既値の x には，エネルギーデータのセル範囲を指定する。

（切片 d）
　Excel ツールバー → 数式 → fx 関数の挿入 → 関数名：INTERCEPT を選択する。既値の y には，たんぱく質データのセル範囲を指定し，既値の x には，エネルギーデータのセル範囲を指定する。
　または近似曲線（直線）を作成する（p.26 参照）。

期待値：y＝0.0338＊（エネルギー摂取量）＋1.3469
残差：（たんぱく質摂取量－期待値）
調整値：（残差＋集団の平均エネルギー摂取量から求めたたんぱく質期待値）

6）生活時間帯調査とエネルギー消費量の算出

1日の総エネルギー消費量は基礎代謝量に身体活動レベル（PAL：physical activity level）を乗じて算出できる。一方，1日のエネルギー消費量（EE：energy expenditure）を推定する方法として生活時間調査法がある。

（1）生活時間調査（time study）

1日24時間の生活行動を記録後，それぞれの身体活動を整理し，Metsと対応させる。1日の合計Metsを算出したのち，得られた値を1,440（分）で除して1日の平均Metsとする。図2-2は20歳女性，Aさんの1日の行動記録である。ここではAさんの1日の総エネルギー消費量を算出することとする。

1日の総エネルギー消費量は，①座位安静時代謝量（kcal/日）にMets平均値，または②基礎代謝量（kcal/日）に仰臥位からの姿勢補正値（1.1）とMets平均値を掛けて求める。

（2）Metsを利用した総エネルギー消費量の計算

1Mets（座位安静時代謝量）は3.5mL/kg/分と定義され，仰臥位で測定される基礎代謝の約10%増に相当する。さらに，この値には食事誘導性産熱量（DIT：diet induced thermogenesis）が考慮されていないため，1日の総エネルギー消費量はDITを考慮（0.9）して求める。

$$1日の総エネルギー消費量 = 基礎代謝量 \times 身体活動レベル（PAL） \quad \cdots ①$$
$$= 座位安静時代謝量 \times 1.1 \times Mets平均値 \quad \cdots ②$$
$$= 基礎代謝量 \times 1.1 \times Mets平均値 \div 0.9 \quad \cdots ③$$

また，PALは1日の総エネルギー消費量を基礎代謝量で除して求められるとともに，

$$PAL = 1.1 \times Mets平均値 \div 0.9 \quad で求められる。 \quad \cdots ④$$

20歳代女性，体重50.6kg，基礎代謝基準値22.1（kcal/kg体重/日），Mets平均値1.65の場合，式③から

$$1日の総エネルギー消費量（kcal）=（基礎代謝基準値 \times 体重）\times 1.1 \times Mets平均値 \div 0.9$$
$$1,120 \times 1.1 \times 1.65 \div 0.9 = 2,259（kcal）$$

妊娠期の推定エネルギー必要量は妊娠前の推定エネルギー必要量に初期で50kcal，中期で250kcal，末期で450kcalを付加する。

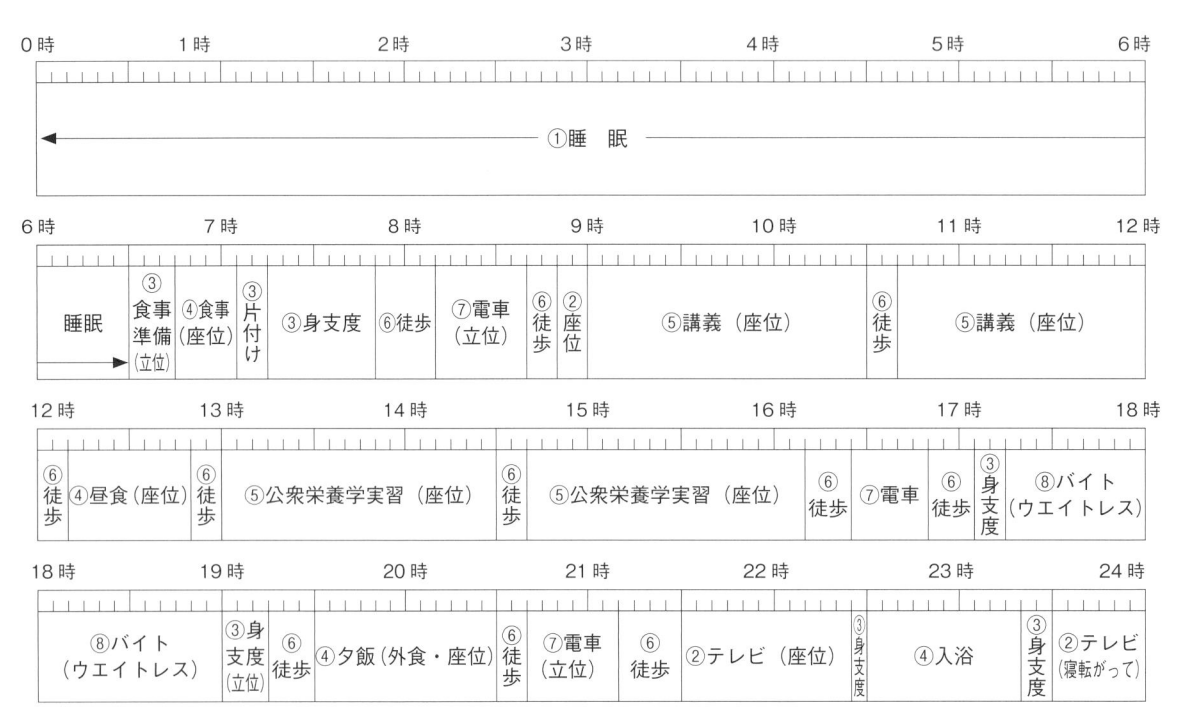

図2-2　1日24時間の生活行動記録
（ただし，対象者は20歳代女性，体重50.6kgとする）

表2-3 Mets表

Mets	身体活動	METs	身体活動
0.9	睡眠	4.5	フラダンス，ベリーダンス，フラメンコ，ゴルフ，バドミントン
1.0	音楽鑑賞，映画鑑賞，TVをみる，座位，会話，電話，書き物，読書，メディテーション（瞑想）	4.8	バレエダンス，ジャズダンス，タップダンス
1.2	乗り物に乗る（立位）	5.0	子供と遊ぶ（歩・走行／きつい），野球，エアロビックダンス（軽度），ソフトボール
1.5	入浴，食事，座位作業		
1.8	授業を受ける	5.5	芝刈り（電動芝刈り機にて），アイススケート：14.5km/時以下，自転車，エルゴメーター：100ワット（軽度）
2.0	料理（立位，座位），シャワー，着替え，洗顔，歯磨き，ひげ剃り，化粧，会話を伴った食事，ゆっくり歩行		
		6.0	家財道具の移動，雪かき，ウエイトリフティング，自転車に乗る：16.1-19.2km/時以下，ジョギング&歩行（10分以下のジョギング）
2.3	アイロンがけ，一般的立位，洗濯ものの片付け		
2.5	皿洗い，ゴミ捨て，ペットの世話，料理・食材の準備（歩行あり），植物の水やり，子供と遊ぶ（座位，軽度），子供の世話，ベビーカーを押す，ストレッチ，ヨガ	6.5	スポーツ教室のインストラクター，ジャズサイズ，エアロビックダンス
		7.0	テニス，サッカー，スキー，アイススケート，ジョギング（競歩），背泳，自転車エルゴメーター：150ワット（ややきつい）
3.0	洗車，窓ふき（きつい），子供の世話（立位），階段の昇降（軽度），散歩，ペットの散歩，家財道具の片付け（ややきつい），外出の準備，ドアの施錠，窓の鍵締め，自動車の修理，大工仕事（一般），幼児を抱きかかえての移動	8.0	荷物の運搬（重い），岩・山登り，水中ジョギング，クロール，ランニング：8.0km/時間，横泳ぎ，腕立て伏せ，懸垂，腹筋運動
3.5	掃除機での掃除，幼児を背負っての移動，モップがけ	8.5	マウンテンバイク
		9.0	ランニング：8.4km/時間
3.8	浴室，風呂磨き	10.0	柔道，空手，キックボクシング，ランニング：9.7km/時，スイミング（平泳ぎ）
4.0	庭掃除／屋根の雪下ろし，徒歩通学，速歩，子供と遊ぶ（歩・走行／ややきつい），高齢者などの介護，立位作業，アクアビクス，インストラクター（指導のみ），太極拳，車椅子を押しての移動，卓球，カーリング，バレーボール，同時に多種類の家事労働（きつい）	11.0	スイミング（バタフライ，速いクロール），ランニング：10.8km/時
		12.0	カヌー・ボートを競技で漕ぐ
		15.0	ランニング：14.5km/時

表2-4 1日の合計Mets算出

身体活動	Mets	時間（分）	Mets×時間
①睡眠	0.9	390	351
②静かに座る	1.0	95	95
③身支度（歯磨き等）	2.0	100	200
④安静座位（食事・入浴）	1.5	170	255
⑤講義（座位）	1.8	350	630
⑥徒歩	3.0	145	435
⑦電車（立位）	1.2	85	102
⑨バイト（立ち仕事）	3.0	105	315
合計		1,440	2,383

（平均Mets値は合計Mets値を1,440分で除して求められることから，2,383÷1,440≒1.65となる。）

演習・実習 2-13

1日の生活時間調査，Mets，エクササイズの算出と1日の総エネルギー消費量を算出しよう。
① 別冊ワークシートに各自の行動記録を記入し，生活時間集計表を完成させる。
（記入例は，図2-2および表2-3を参照）
② Metsの平均値を計算する。
③ 記録日1日の総エネルギー消費量を用いて求める。
④ 個人のPAL値を推定する。
⑤ クラスの総エネルギー消費量を代表値（平均値，中央値，最大値，最小値，標準偏差）でまとめる。

第3章
地域健康・栄養活動の計画・目標策定

　地域における健康・栄養活動（健康づくり）は，すべての住民に直接かかわる課題であり，広く住民参加のもと，地域の現状・特性をふまえた計画づくり，施策の展開を行う必要がある。

　そのためには公衆栄養マネジメントサイクルを活かした公衆栄養活動の計画策定と展開が重要であり，特に，「計画の策定（plan）」は最も重視すべきプロセスである。これは，社会ニーズを把握し，課題を抽出し，優先順位を決めて目標を設定し，計画づくりに必要な社会資源を見極め，適正配分し，実施方法，評価方法を決定する過程である。ここでは，代表的な「プリシード・プロシードモデル」の枠組みに基づき，計画策定と目標設定の手順を示す。

1．地域健康・栄養計画＜事業計画＞の立案方法，手順の基本・留意点

1）プリシード・プロシードモデルに基づく計画策定プロセス

　プリシード・プロシードモデルに基づく策定プロセスは，下記の通りである。第1段階→第4段階が「計画策定」の主なプロセスであるが，第5段階での「実施」の方法や第6段階〜第8段階での「評価」の方法についても計画策定の段階で検討する必要がある。

---

① 計画策定の必要性の合意を得る

　事業計画を効率的，かつ効果的に実施するために，計画策定の前に，計画策定の必要性について関係者（地域住民も含む）の合意を得る必要がある。一方的な計画，事業の展開は，地域住民を含め，関係者の協力を得られず，効果的な事業の展開は期待できない。また，計画策定の目的や策定方針についても，関係者の共通の理解を得ることが大切である。

↓

② 計画策定の体制を整える

　計画を策定する組織と各組織の業務や参加メンバーを決定する。また，住民参加の方法について検討する（表3-1）。

↓

③ 目的（目指す姿）とその要因を検討する

　社会アセスメント（第1段階）を行って対象集団のQOL指標を確定する。
　地域住民や関係者が考える主観的な「目指す姿」や困っていることなどについて把握するために，社会アセスメント（質的調査法）として「フォーカス・グループ法」，「デルファイ法」（p.32参照）などがある。

↓

④ 健康・栄養に関する課題を抽出する

疫学アセスメント（第2段階のa）により，社会アセスメントで設定されたQOLに影響を及ぼしている健康・栄養に関する課題を明らかにする。対象集団（地域住民）の公衆アセスメントの結果，収集された既存資料（健康・栄養関連の調査結果，事業結果など），アンケート調査などに基づいて，そのうち改善すべき課題を抽出する。

⑤ 重点目標（数値目標）を選定する

多くの課題が抽出された場合には，優先順位（重要度または必要性，実現可能性など）を決定する（図3-1参照）。また，重点目標を達成するための条件（実施主体，対象集団，社会資源，実施場所，実施期間，実施方法，予算など）は何かを考え，より明確な目標とする。　→　長期の課題目標

行動・環境アセスメント（第2段階のb）により，社会アセスメントや疫学アセスメントで設定されたQOLや健康課題に影響を及ぼす個人・集団の行動や生活習慣，環境要因を抽出し，取り組むべき行動・生活習慣の因子と環境因子に分類する。要因別に変わりやすさをマトリックスに配置する。各項目の重要度，変わりやすさを判定し，対象行動の選択，行動目標の設定を行う。　→　中期の課題目標

教育／エコロジカルアセスメント（第3段階）により，個人・集団の行動や生活習慣，環境因子に影響を及ぼす要因を抽出し，3つの要因（準備要因，強化要因，実現要因）に分類する。　→　短期の課題目標

⑥ 目標を達成するための事業計画を策定する

運営・政策アセスメント（第4段階）により，目標達成のために必要な事業とその優先順位を決定する。事業別にその効果と実現可能性についてマトリックスに配置し，最優先事業を選出する（表3-4，図3-2）。

⑦ 実施

実施（第5段階）のために必要な条件（専門職や関係組織，団体，住民の役割など）を明らかにする。6W2H［誰が（Who），誰に（Whom），何を（What），なぜ（Why），いつ（When），どこで（Where），どのように（How），費用（How much）］の各要素を明らかにし，他の事業などとの関係についても確認する（第4章参照）。

⑧ 評価

総合的評価（企画評価，実施評価）を行うために，事業を計画する段階で，具体的な評価方法（調査・研究デザイン）を検討する（第5章参照）。事業計画の評価では，実効性，効率性，適切性，妥当性について客観的に評価し，さらに得られた評価結果を計画策定の改善にフィードバックできるようにすることが大切である。

企画評価：計画を策定するまでの評価（健康・栄養課題に対する評価が適切か，住民のニーズに対応した計画か，目標設定が適切か，実施計画は適切であるかなど）

実施評価：
　経過（プロセス）評価（第6段階）　実施状況，利用状況，利用者，関係者やスタッフの反応をもとに事業の進め方についての評価ができる方法を策定する。
　影響評価（第7段階）　教育／エコロジカルアセスメントで設定した準備・強化・実現の各要因および行動・環境アセスメントで設定した行動因子や環境因子にどのような影響を与えたかどうか評価できる方法を策定する。
　結果（アウトカム）評価（第8段階）　疫学アセスメントと社会アセスメントに対応する結果についての評価の方法を考える。健康課題の目標（数値目標）が達成できたかを評価する方法を策定する。

フォーカス・グループ法（focus groups）

1950年から80年代にかけて米国を中心に発展した方法。現在は社会科学や行動科学の分野で広く活用されている。少人数（6～10名）のグループをいくつか作って，司会者が提供するテーマについて自由なディスカッションを行い，発言した内容は録音などで記録し，後で分析を行う。個別インタビューからよりも意見が得られやすいが，意見の優先順位はつけにくい。

ノミナル・グループ・プロセス法（nominal group process）

少人数（～7人）のグループを複数作って，テーマに関して1人ずつ意見を述べる。意見のリストの中から，参加者が重要と思う項目をいくつか選び，順位をつける。

デルファイ法（delphi method）

専門家グループや住民代表に対して個別に質問し，その回答結果を集計し，カテゴリー別の分類を行い，優先順位とコメントをつけてもらう。さらに，この結果を知らせて，再度質問して集計する。意見の優先順位をつけやすいが，調査に時間がかかることになる。

2）住民参加の考え方

地域健康・栄養計画の策定には，関係者（地域住民も含む）の合意を得る必要がある。公衆栄養PDCAマネジメントサイクルのすべてのプロセスに，地域住民自らが主体的に参加することが望ましく，専門家や行政機関は公衆栄養活動をサポートする立場として位置づけられる。地域住民参加の視点を取り入れた計画策定のアプローチの方法には，「課題解決型」と「目的設定型」がある（表3-1）。

表3-1　計画策定のアプローチ

	課題解決アプローチ	目的設定型アプローチ
手順	専門家による現状分析→課題の明確化→解決策の協議（住民参加）→計画策定	目的となる理想の姿の協議（住民参加）→現状把握→課題の明確化→計画策定
利点	①実現可能な計画の策定が可能 ②比較的短時間で策定可能 ③関係者間の調整が容易 ④統計データに基づく戦略策定が容易	①目的の共有化が容易 ②住民が「目的」の議論に参加できる
欠点	①専門家まかせになりやすい ②目的を意識した議論が少ない	①住民に高い意識が必要 ②事務局に一定以上の能力が必要 ③比較的時間がかかる ④関係者間の調整が困難 ⑤実現困難な計画になる危険性がある

住 民 参 加

住民参加とは，「企画またはプランニングへの参加，端的には意思決定への参加」と定義される。地域住民が公衆栄養活動に参加する場合，「公表：行政側から住民への情報提供」→「相談・協議：住民の意見を聴き，取り入れる」→「パートナーシップ：政策決定を行政側と共同で行う」→「権限の委譲：特定の事業の権限を住民側に委譲する」→「住民の自主管理：政策決定から運営までのすべてを住民側へ委譲する」の5段階に分類される。「地域健康・栄養活動」では，住民や組織などが中心となり，現状を理解し，改善への意思決定を持って行動につなげられるように，個人や組織，あるいは地域レベルでエンパワーメント（人々や組織，コミュニティが主体的に自分たちの生活を変革していく自己管理能力を獲得するプロセス）を高めていく必要がある。

3）課題の抽出

対象集団（地域住民）の公衆栄養アセスメントの結果，収集された既存資料（健康・栄養関連の調査結果，事業報告など），アンケート調査などに基づいて，取り組むべき（改善すべき）課題を抽出する（表3-2）。

表3-2　課題の抽出

プリシード・プロシードモデル段階	内　容	例
第1段階：社会アセスメント 地域住民や関係者の主観的な「目指す姿」について検討 　　⇒最終目的，目指す姿	対象集団（地域住民）のニーズ，問題点，関心等からQOLを抽出する。最終目的は，健康問題や生活習慣の解決ではなく，QOLの改善や向上あるいは社会的問題の解決である。ここでは，ワークショップ，グループインタビュー法なども用いて，住民が考える望ましい姿や困っていることなどを把握する。	仕事や趣味などの生きがいを楽しむ人が増える。 経済的にも精神的にもゆとりある生活を送る人が増える。
第2段階：疫学アセスメント a)「目指す姿」と要因の関係や現状値を把握し，課題目標を設定 　　⇒長期の課題目標	第1段階で設定されたQOLに影響を及ぼしている課題を明らかにし，既存データ等による量的数値（現状値等）から具体的な健康目標を設定する。	生活習慣病有病者の減少（目標値：15％以下）
b) 行動・環境的アセスメント 　　⇒中期の課題目標	さらに，第1段階，第2段階のa)で設定されたQOLや課題に影響を与える個人・集団の行動や生活習慣，環境因子を特定し，具体的な健康目標を設定する。	適正体重を維持している人の増加（目標値：20～60歳代男性肥満者｛BMI：25.0以上｝を15％以下に）
第3段階：教育／エコロジカルアセスメント 　　⇒短期の課題目標	個人・集団の行動や生活習慣と環境因子に影響を与える3つの要因（準備要因，強化要因，実現要因）を抽出し分類する。	
	・準備要因：行動に先立つ要因，行動の倫理的根拠，動機付けに関連する因子（知識，態度，信念，価値，認識など）	自分の適正体重を維持することのできる食事量を理解する人の増加（目標値：成人男性80％以上）
	・強化要因：行動が継続し，かつ繰り返し実践されるために必要なもの（家族，周囲の支援，行動変容後にうける心地よさや報酬など）	家族が適正なエネルギー摂取に協力してくれる人の増加（目標値：60％以上）
	・実現要因：行動を実現するために必要な因子（社会資源の利用可能性，近接性，規則，技能など）	ヘルシーメニューを提供する飲食店数の増加（目標値：20％以上）

4）課題の優先順位の選定

疫学アセスメント（第2段階）で抽出された課題は，対象集団が大きい場合や長期間の活動計画策定などの場合は，複数の課題となることが多い。効率的な公衆栄養活動の実現のためには，多くの課題の中から，優先する課題を選定する必要があり，優先順位づけの基準は，a) 健康課題の重要度（必要性）と，b) 実現可能性を基本とする。これらの基準を用いて因子の優先順位づけをするためのマトリックスを図3-1に示した。

また，適正な目標の設定要件として，RUMBA；ルンバ（real：実際的なものであること，understandable：対象者が理解できること，measurable：目標への達成状況が測定できること，behavable：行動変容を促すこと，achievable：達成可能であること）を参考とし，緊急性があり，継続性，発展性なども検討して，重要性の高い課題から優先的に検討する。

健康日本21では，「疾病負荷（集団における健康障害あるいは費用負担の大きい場合は，そのまま健康課題の重要性を示す。疾病負荷指標の例：疾病の死亡率，有病率など）」，「健康改善の可能性」，「経済的効率（健

康サービスの健康改善に与える利益と，それに要する社会的資源とを総合的に評価する）」を考慮して，健康課題が選定された。

5）効果と実現可能性から必要な取り組みの優先順位づけ

対策や事業の優先順位を決定する要因は，関係者（地域住民を含む）の意見を公平に取り上げることが重要である。全員の意見を公平に反映するために，対策や事業の優先順位について，「効果」と「実現可能性」についての点数化を行うことも有効である。優先順位を決定するには，表3-3，表3-4と図3-2に示した事例のように，参加者（地域住民を含めた事業関係者）に評価してもらい総合的に判断する。評価の際には，判断する根拠を準備し，わかりやすく説明する必要がある。評価は，◎〜×までの段階で投票してもらい，◎（3点），○（2点），△（1点），×（0点）として，それぞれの対策や事業項目ごとに点数化し，最終的には，参加全員の合計をもとに判断する（表3-4）。その合計点数を図3-2のマトリックスにプロットし，より効果が期待でき（重要度），実現可能性の高いものが右上となり，優先性が高い対策や事業ということになる。

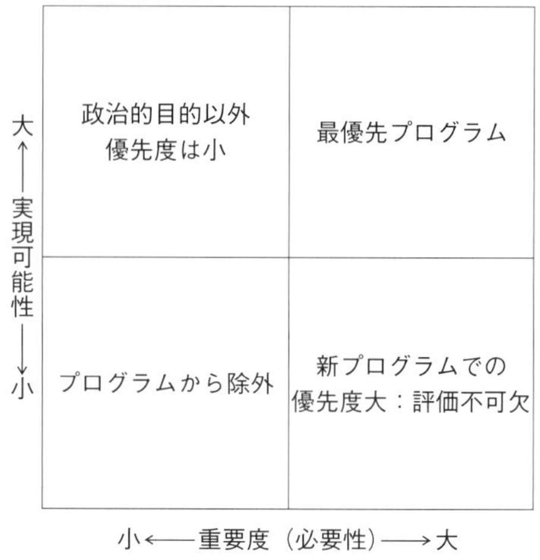

なお，優先順位づけする際には，意見を公平に反映できるようにするためにも，以下のような基準をもとに評価することが望まれる。

	重要度（必要性）	
実現可能性 大	政治的目的以外優先度は小	最優先プログラム
実現可能性 小	プログラムから除外	新プログラムでの優先度大：評価不可欠

重要度は上位目標（QOLや健康目標）との関連の強さと，働きかけを必要とする対象者の頻度を掛け合わせたもの

図3-1 因子の優先順位決定マトリックス

（グリーンほか，神馬征峰ほか訳：ヘルスプロモーション-PRECEDE-PROCEEDモデルによる活動の展開，医学書院，1997，改変）

効果（対策や事業）
① 健康，栄養問題，QOL，生活習慣，行動への影響は強いか
② 対策や事業の対象となる住民の割合はどの程度か
③ 多くの目標（改善すべき要因）に関連している（波及効果がある）か
④ 対策や事業の効果が，必要な期間内に出る見込みがあるか
⑤ 費用対効果が期待できるか

実現可能性
① 必要な資源の有無（必要な人，物，金と実際使える人）はあるか
② 他の既存の対策との矛盾がない（関連が大きい）か
③ モデル事業など（地域の特徴的事業）が存在するか
④ 全国的（緊急）課題があるか
⑤ 住民のニーズはあるか
⑥ 関係者の意見は同じか

表3-3 成人の肥満対策における優先順位づけ（個人用評価票：評価者Aの例）

対策や事業	対策や事業の効果			実現可能性		
	健康問題やQOLへの影響の大きさ	対策や事業の対象となる住民の割合	合計点	対象となる生活習慣や行動の改善可能性	対策や事業の実施可能性	合計点
①成人に対する肥満教室の開催	○	△	3	○	◎	5
②健診後の肥満指導の充実	○	○	4	△	◎	4
③肥満者へのフォローアップ推進	◎	△	4	◎	△	4
④運動習慣啓発普及の強化	○	◎	5	○	◎	5
⑤歩け歩け大会の開催	△	○	3	×	○	2
⑥食事バランスガイドの普及	△	◎	4	△	○	3

表3-4 成人肥満対策における優先順位づけ（総合評価票）

	①肥満教室		②肥満指導		③フォローアップ		④運動習慣		⑤歩け歩け		⑥食事バランス	
	効果	実現可能性	効果	実現可能性	効果	実現可能性	効果	実現可能性	効果	実現可能性	効果	実現可能性
評価者A	3	5	4	4	4	4	5	5	3	2	4	3
評価者B	4	4	3	3	4	2	4	5	4	5	5	3
評価者C	4	4	3	4	2	3	2	4	5	5	4	2
評価者D	5	5	3	4	3	2	4	3	5	5	3	3
評価者E	5	4	2	3	3	2	3	4	4	5	4	4
評価者F	4	3	3	4	2	4	3	3	5	5	3	3
評価者G	3	4	3	5	3	2	3	4	5	5	3	4
評価者H	5	4	2	5	2	3	3	5	5	5	5	3
評価者I	4	5	2	5	2	2	2	4	5	5	4	4
評価者J	5	4	2	4	3	3	3	5	5	5	3	2
合計点	42	42	27	41	28	27	32	42	45	47	38	31

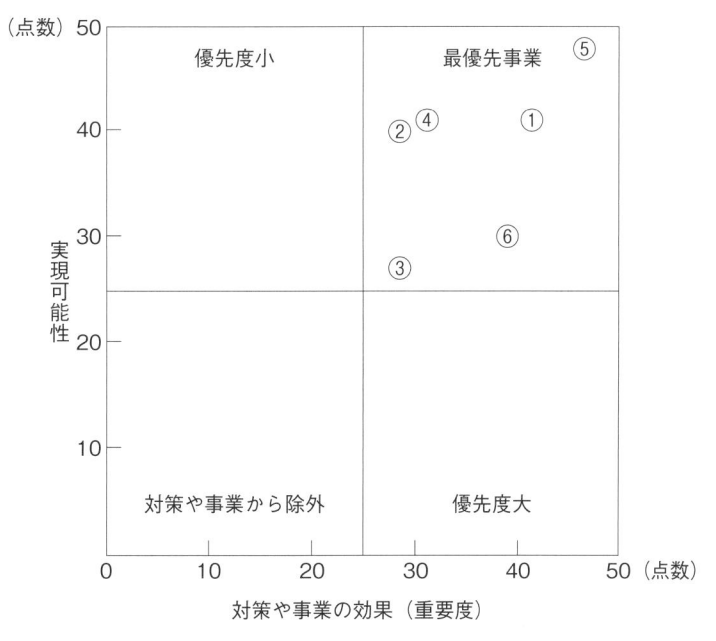

図3-2 優先順位マトリックス

演習・実習　3-1

以下に示す「妊婦における肥満の予防」の例を参考にして，別冊ワークシートを使って，各事業の要因分析と学習目標の設定を考えてみよう。また，第4章の事例を参考にして，その事業の具体的な内容（カリキュラム）を別冊ワークシートの表を使って作ってみよう。

テーマ　妊婦における肥満の予防

（1）問題行動の要因分析

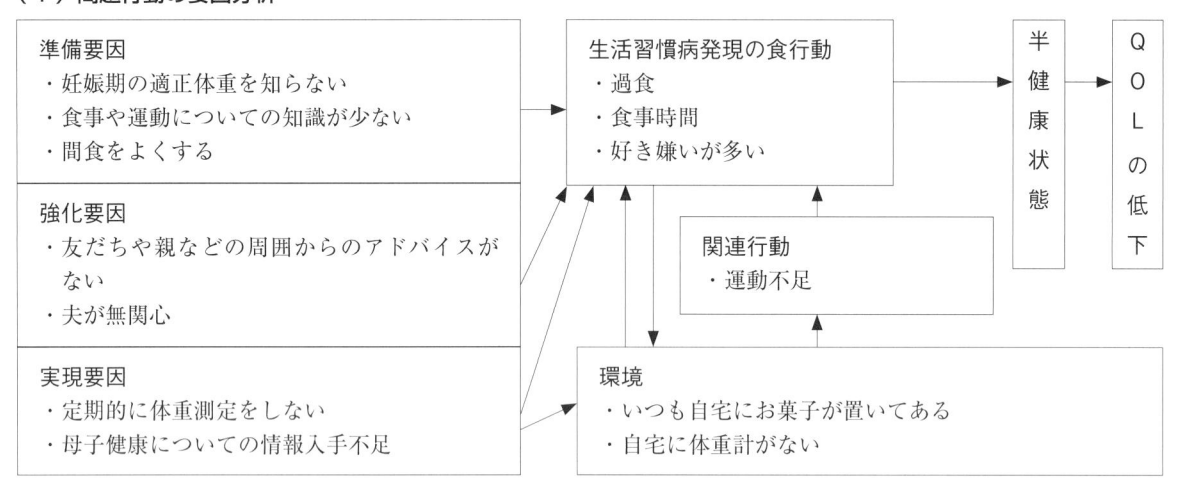

準備要因
- 妊娠期の適正体重を知らない
- 食事や運動についての知識が少ない
- 間食をよくする

強化要因
- 友だちや親などの周囲からのアドバイスがない
- 夫が無関心

実現要因
- 定期的に体重測定をしない
- 母子健康についての情報入手不足

生活習慣病発現の食行動
- 過食
- 食事時間
- 好き嫌いが多い

関連行動
- 運動不足

環境
- いつも自宅にお菓子が置いてある
- 自宅に体重計がない

→ 半健康状態 → QOLの低下

（2）学習目標（行動目標）の設定

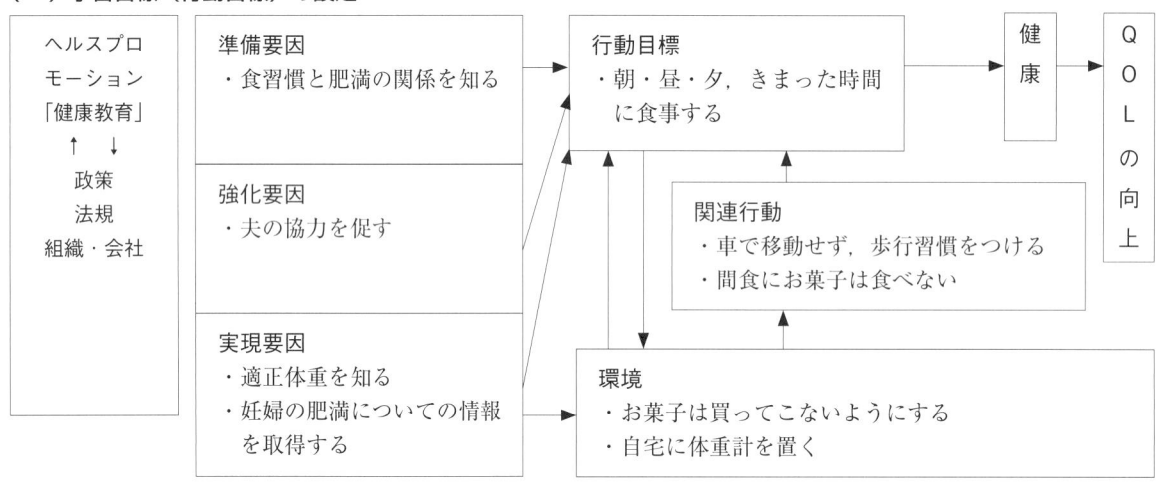

ヘルスプロモーション「健康教育」
↑↓
政策
法規
組織・会社

準備要因
- 食習慣と肥満の関係を知る

強化要因
- 夫の協力を促す

実現要因
- 適正体重を知る
- 妊婦の肥満についての情報を取得する

行動目標
- 朝・昼・夕，きまった時間に食事する

関連行動
- 車で移動せず，歩行習慣をつける
- 間食にお菓子は食べない

環境
- お菓子は買ってこないようにする
- 自宅に体重計を置く

→ 健康 → QOLの向上

「妊婦の肥満予防教室」カリキュラム　月4回　4回シリーズの栄養教室
肥満の改善をしよう！〜ママも赤ちゃんも健康に〜

	内　容	学習形態　教材・教育方法　スタッフ
1回目	オリエンテーション：スタッフ紹介，身体測定＆食事調査の実施 仲間づくり：お腹のふくらみ具合を見合いつつ，自己紹介 動機付け：出産経験者からの談話	管理栄養士・保健師・健康運動指導士（運動指導員）・助産師（出産経験者）
2回目	講話「妊娠中の食事を知ろう！」 妊娠中の食事や，肥満が母体に及ぼす影響などを知ってもらい，問題点と解決策を見出す。	管理栄養士
3回目	肥満を改善して健康な赤ちゃんを産もう！ 簡単なマタニティヨーガとヘルシーな料理の紹介をして，運動習慣と食事についての意識を高めてもらう。	管理栄養士・健康運動指導士（運動指導員）
4回目	まとめ＆個別指導：個別指導でよりきめ細かい指導を行う。	管理栄養士

指導案：妊婦の肥満予防教室の3回目「肥満を改善して健康な赤ちゃんを産もう！」
ねらい：運動習慣と食事についての意識を高め，肥満の改善を促す。

	活動のステップ	活動のポイント	準備するものなど
導入	ステップ1　前回の復習 ステップ2　今回の予定の説明	対象者が前回の内容を理解しているか確認する 流れをわかりやすく説明する	机，椅子
展開	ステップ3　マタニティヨーガの実演 ステップ4　お勧めメニューの試食会	・実践しやすいものを紹介する ・参加型体験で身につけやすくする ・普段の食生活について見直してもらう ・料理をすることに対して興味をもってもらう	マット，タオル，運動着 机，椅子，食器，冷蔵庫， 食材，調理台など
まとめ	ステップ5　肥満における運動と食事の重要性について	・わかりやすくまとめる	机，椅子
評価	経過評価 影響評価（短期目標） 結果評価	目標再検討，意欲・効力感高める 目標達成度とQOL・健康課題改善	チェックシート○○ QOLシート

6）課題の目標値の設定

取り組むべき健康課題が決まったら，短期・中期・長期と細分化した段階的目標を設定し，効果的な健康・栄養活動を進めていくことが望ましい。表3-5，表3-6に目標の指標と目標値の種類を示した。

目標値の設定のためには，まず，その地域を疫学的結果や既存資料（人口動態統計，国民健康・栄養調査，食料需給表など）から問題となる数値を用いて基準値（現状値）を決定する。

さらに健康・栄養問題改善の可能性の検討を行って，基準値（現状値）と比較して目標値の設定を行う。その際，具体的な目標値の設定では，科学的な根拠に基づくもの（例：インターソルト研究から，「ナトリウムは100 mmol摂取低下あたり最大血圧3 mmHgの低下が予測される」健康日本21報告書より），外挿法によるもの（例：過去の数値の推移から10年後を予測し，その予測値より～％改善させるなど），全国データや他地域との比較などに基づいて行う。さらに，最終的な目標値については，これらの情報を基礎として，関係者（地域住民も含め）による討議を行い，合意を得る必要がある。

表3-5　短期・中期・長期目標の指標

短期目標	中期目標	長期目標
事業の実施状況を評価する目標	事業を実施したことによる影響を評価する目標	事業を実施したことによる最終結果を評価する目標
①身体所見の変化 　（血圧値，血清コレステロール値，肥満度など） ②行動の変化（野菜の摂取，減塩など） ③意識の変化 ④知識の変化	①健診受診率の変化 ②受療行動の変化 ③生活習慣の変化 ④栄養状態の変化	①健康寿命の変化 ②罹患率の変化 ③有病率の変化 ④死亡率の変化 ⑤生活満足度の変化

（八倉巻和子・井上浩一編著：Nブックス公衆栄養学（四訂），p.179，建帛社，2012．）

表3-6　目標値の種類

①	QOLの目標	生活満足度や生きがい
②	健康・栄養状態の目標	健康寿命，死亡率，罹患率，有病率，肥満度，食生活状況，主観的な健康度
③	生活習慣や保健行動の目標	生活習慣の実態，健診の受診率，受療行動など
④	学習の目標	知識の普及率，健康的な生活習慣を実践するための技術の普及率
⑤	組織・資源・環境の目標	家族や周囲のサポート，住民組織などの活動状況
⑥	保健事業の目標	普及啓発事業の回数，訪問や相談の件数
⑦	基盤整備の目標	マンパワーや施設の整備目標，協議会等の有無

（八倉巻和子・井上浩一編著：Nブックス公衆栄養学（四訂），p.178，建帛社，2012，改変）

2. 計画に基づく施策展開アプローチと組み合わせ方法

　公衆栄養活動計画の改善目標を達成するためには，社会資源などの制約がある中，計画的かつ効率的な事業を展開するためには，優先順位を考えて事業計画を策定する必要がある。事業計画が必要になる背景として，住民からの要望，法律および関連法令の公布や改正，省庁が進める施策，都道府県が進める施策，組織の方針，議会や審議会などの方針，他の事業との関連などがある。すでに行われている事業（他部門のものを含む）の現状を把握し，その事業との関連づけをしながら必要な事業を進める。また，学術論文などの研究成果を参考にしながら，地域の実情に応じた，しかもできるだけ科学的根拠に基づく事業を策定することが重要である。なぜこの事業を策定したのか説明できるようにする必要がある（説明責任：アカウンタビリティ）。

　事業計画書の作成においては，「事業名（テーマ）」，「事業目的」，「対象」，「実施期間」，「実施方法」，「評価指標」，「資源」，「予算」，「期待できること」，「過去の対策」などを記載する。

演習・実習　3-2

> 　自分の都道府県あるいは市町村の「地域の健康問題」「考えられる具体的な対策」を参考に，以下の例を参考にして目標値と考えられる具体的な対策を別冊ワークシートを使ってあげてみよう。

現状と課題	関連資料	目標（評価指標）	取り組みの現状と課題	具体的な対策・計画
【現状】 成人の肥満者 （25≧BMI）の割合が47％ 全国：24％ 隣県：18％ 【課題】 成人の肥満者の割合が全国平均に比べ，約2倍である。	○○○実態調査 ○○○統計資料	成人の肥満者の割合47％→35％にする。	各保健所において，肥満教室を年2回実施しているが，参加者が少なく，しかも高齢者に偏っている。	○各保健所における肥満教室を年6回実施する。 ○健診後の肥満指導を充実する。 ○肥満者へのフォローアップを推進する。 ○運動習慣啓発普及を強化する。

↑できるだけ具体的な数値を示す。客観性があり，かわりやすく，事業実施後の評価がしやすい。

↑対策を抽象的にしないために設定するもので，できるだけ数値化したものにする。

↑考えられる具体的な対策・計画をできるだけ数多くあげる。

演習・実習　3-3

公衆栄養活動計画のまとめ

　A市において，基本健康診査（40～69歳）とアンケート調査の結果から，全国平均に比べ肥満者が多く（A市42%，全国平均30%），生化学的検査結果（異常者が全国よりも15%増し）においてもおもわしくないことが明らかとなった。このままでは，糖尿病等に重症化することが懸念され，毎年の医療費の上昇もあって，保健センターでは健康教育事業に力を入れることとなった。

　このアセスメント結果をもとに，以下の条件，手順に従って，自分が考える実施計画書（案）を作成してみよう。（別冊ワークシートに書式例あり）

　条　件：予算　200万円（老人保健推進事業費からの補助金活用）
　　　　　　外部講師謝金（交通費含む）：20,000円／回
　　　　　　血液検査費用：2,000円／人・回
　　　　　　機器類は保健センターにおいて整備されている。

演習・実習　3-4

　各班（10人程度）に分かれて，各自で作成した演習・実習3-2の事業計画を説明し，お互いの事業計画に対する得点づけを別冊ワークシートを使ってやってみよう。評価する際には，説明のあったそれぞれの事業計画を，期待感大＝3点，期待感中＝2点，期待感小＝1点，期待できない＝0点として，それぞれの対策事業を評価してみよう。最終的には全員の合計をもとに判断すること。

　なお，今回のワークシートでは，各自の説明において，わかりやすく，理解できるものであったかを判定の1つに加えてある。その判定は，とてもわかりやすかった＝5点，わかりやすかった＝4点，普通＝3点，少しわかりにくかった＝2点，わかりにくかった＝1点，まったくわかりにくかった＝0点で得点し，評価してみよう。

　また，評価点数を算出後，それぞれの事業計画のどこが，どのように良かったのか，または悪いのか，各班で話し合ってみよう。

第4章
地域健康・栄養活動の実践事例と事業報告書の作成

1．事業の進め方の基本

本章では，具体的な事例を通して，地域健康・栄養活動事業について学ぶ。健康・栄養に関連した地方事業の一般的な進め方を実務に沿ってまとめると下記のようになる。

① 社会アセスメント：新聞，市広報，医師会だより，タウンニュース，社会福祉協議会だよりなどから情報収集〔プリシード・プロシードモデル（PPモデル）：第1段階〕

② 健康アセスメント：学校保健統計，国民健康・栄養調査，市特定健康診査結果，国民健康保険統計，疾病統計などの関連資料からの情報収集〔PPモデル：第2段階〕

③ 健康課題抽出：ライフステージ別，疾病別，生活習慣別（食生活，運動）に仕分け作業〔PPモデル：第3段階〕

④ 企画会議提出資料作成〔④〜⑤PPモデル：第4段階〕
　・スタッフ会議用：なぜこの事業を実施する必要があるのかを説明できるための資料作成
　・所内全体会議用：上司を説得できる資料作成

⑤ 企画会議開催

⑥ 事業実施前準備：事業を実施するにあたり，関係する団体（例えば，医師会，教育委員会，栄養士会，食生活改善推進団体，PTA，企業，食品衛生協会等）への交渉，連絡など〔⑥〜⑩PPモデル：第5段階〕

⑦ 事業起案，決済を受ける

⑧ 協議会等の立ち上げ（所長を筆頭に所内関連職種と地域関連団体）

⑨ 協議会の開催（年2回〜数回）
　協議内容：目標設定（長期・中期・短期），健康教育，内容検討ほか

⑩ 事業実施

⑪ 事業結果のまとめと今後の課題抽出〔⑪〜⑮PPモデル：第6〜第8段階〕

⑬ 次年度へのつながり

⑭ 波及効果

⑮ 結果報告書作成

2．実践事業事例

以下には，地域健康・栄養活動実践の流れやポイントを（1）事業の目的と目標，（2）事業に至った背景（実態把握，アセスメント），（3）事業内容（具体的な事業計画），（4）事業実施状況（経過評価，促進・阻害要因），（5）効果的な事業の取り組みと工夫（改善方策），（6）今後の事業展開，（7）事業評価，の7項目を中心として示し，実践活動を演習をとおして理解する。

1）特定保健指導に関連した事業

実施主体	H県T市
事 業 名	特定保健指導教室（健診結果改善教室）
実施期間	通年

（1）事業の目的および目標

① T市国民健康保険被保険者に対して，「高齢者の医療の確保に関する法律」に基づく糖尿病等の生活習慣病に関する特定健康診査（以下「特定健診」という）および特定保健指導を実施し，生活習慣病の予防対策を行い，健康の保持増進，さらには医療費適正化に寄与することを目的とする。

② 生活習慣改善に向け，個々に行動計画を立案し，健診結果改善を目標とする。

（2）事業に至った背景（アセスメント）

特定健診の健診結果から生活習慣病の発症リスクがある方に対して，食習慣や運動習慣などの生活習慣を見直すサポートとして特定保健指導の利用機会を提供する。

（3）事業内容

① 対象者：40～74歳のT市国民健康保険加入者
　　特定健診の結果により健康保持に努める必要がある者として厚生労働省令で定める者

② 実施方法：対象者に対し利用券の発行と同時に改善教室の日程案内をし，参加勧奨

③ 実施機関：T市健康増進課とT総合健康ゾーンPFI*株式会社
　　＊PFI（private finance initiative）：公共施設等の建設，維持管理，運営等を民間の資金，経営能力および技術的能力を活用して行うこと。

④ 実施場所
・T市健康増進課：T市健康福祉施設，A総合支所，B総合支所，C健康福祉センター，D総合支所，E総合支所
・T総合健康ゾーンPFI株式会社：ウェルストークT

⑤ 特定保健指導の内容区分
・情報提供：特定健診受診者全員に健康維持・増進を図る。
・動機付け支援：生活習慣の改善に対する個別目標を設定し，行動変容につながるような動機付けを支援する。
・積極的支援：関心度に合わせて，個別目標を設定し具体的で実現可能な行動を6か月間継続して支援する。

⑥ 積極的支援，動機付け支援の方法

		T市実施		ウェルストークT実施			T市実施		ウェルストークT実施	
		支援時期	支援内容	支援時期	支援内容		支援時期	支援内容	支援時期	支援内容
積極的支援		初回指導	個別指導	初回指導	個別指導	動機付け支援	初回指導	個別指導	初回指導	個別指導
		1か月後	集団指導	1か月後			1か月後	集団指導	1か月後	
		2か月後	電話支援	2か月後	個別指導		2か月後	電話支援	2か月後	
		3か月後	集団指導 中間評価	3か月後	個別指導		3か月後	集団指導 中間評価	3か月後	
		4か月後		4か月後	電話支援		4か月後		4か月後	
		5か月後	電話支援	5か月後			5か月後	電話支援	5か月後	
		6か月後	集団指導 評価	6か月後	個別指導 評価		6か月後	集団指導 評価	6か月後	集団指導 評価

⑦ 教室の内容
- 計測…腹囲，血圧，体組成・歩数（グラフ化）
- 保健師講話，栄養士講話
- 健康運動指導士，運動指導員による実技指導
- グループワーク

（4）事業実施状況（経過評価）
① 実施状況
- スタッフの反応：面接技法の向上
- 参加者の反応：対象者に効果が出ている。
- 社会資源の活用状況：運動指導員の活用，運動施設の活用（無料利用券の発行）

② 事業実施状況をみて，うまくいっている点
- プール，ジム，スタジオと運動に特化した施設の利用で積極的な健康づくりができ，効果を出している。
- 参加者の意識づけができ，それに伴い改善が図られている。

③ 事業実施状況をみて，うまくいっていない点
- 実施4年目となり，リピーターが多く，教室利用者数が減った。
- 冬期は降雪のため運動ができにくく，運動指導の内容に工夫が必要である。

（5）事業をうまく実施するための工夫（改善方策）
① 教室名を参加してみたいと思う，魅力ある名称にする。
② 効果の出る教室内容にする（気づきが持てる教室）。

（6）今後の事業展開
① 健診の受診率向上を図る。特定保健指導利用率向上に向けて参加勧奨やPRを強化する。
② 予防を重視した教室を開催する。

（7）教室評価（結果評価）
① 参加率（利用率）
② 改善率（全体および個人）

演習・実習　4-1

① あなたの居住地の市町村の特定健診・特定保健事業を検索し，状況を把握し課題を別冊ワークシート①に整理してみよう。
② 課題を改善するための方策を検討して別冊ワークシート②にまとめよう。

2）高齢者介護に関連した事業

実施主体	B町
事 業 名	元気まんまる塾
実施期間	平成21年4月から平成24年3月

（1）事業の目的および目標

低栄養状態の予防改善とQOLの向上を目指し，「人生の最後まで口から食べよう」をテーマに，そのために今何をすればいいのかを学ぶ。

（2）事業に至った背景（実態把握）

B町では，高齢化が進み（高齢化率34.5%），介護保険利用者の要支援・要介護1の者（全体の42%）が多く，低栄養がその1つの要因となっている。高齢者のアンケート調査結果より，むせ込みが原因で外食を控えたり，食事の内容が量的・栄養バランス的にも問題があるということがわかり，じょうずに飲み込むた

めの教育が必要であるということになった。

（3）事業内容
　平成21年度　保健センターで1コース（4回）実施
　平成22年度　地域の公民館6会場1コース（4回）実施
　平成23年度　地域の公民館8会場1コース（4回）実施

（4）事業実施状況（経過評価）
　① 実施状況
　・定　員：20名
　・対　象：おおむね70歳以上の住民で希望者
　・実施者：管理栄養士，保健師，歯科衛生士，言語聴覚士，健康運動指導士
　・予　算：一般財源
　・カリキュラム（下表）

回数	テーマ	内容	担当
1	オリエンテーション しっかり食べて元気まんまる	・コースの説明 ・低栄養ってどんなこと ・じょうずに水分をとるための工夫	保健師 管理栄養士
2	きれいなお口で元気まんまる	・お口のお掃除と体操 ・入れ歯の手入れと舌の手入れ ・便の観察とバランスの良い食べ方	歯科衛生士 管理栄養士
3	じょうずに飲み込み元気まんまる	・だれでもわかる摂食・嚥下のお話 ・なんでむせ込むのかな ・おしゃべりの効用 ・むせ込みにくい食べ方と調理の工夫 ・今すぐ始めよう安全な食べ方7か条 　＊早食いをしない 　＊つめ込まない 　＊かき込まない 　＊丸飲みをしない 　＊ながら食いをしない 　＊つまりそうになったら吐き出す 　＊口に食べ物が入っているときは，しゃべらない，笑わない ・市販品のじょうずな使い方	言語聴覚士 管理栄養士
4	元気まんまる体操 グループワーク	・食べるときの姿勢や筋肉の話 ・実　技：転倒骨折予防体操 　　　　　ゴムバンド体操 ・反省会	健康運動指導士 管理栄養士，保健師

　② 事業実施状況をみて，うまくいっている点
　・地域の病院勤務の言語聴覚士との連携により，嚥下訓練の内容や誤嚥の予防の具体的な方法が理解できた参加者が多かった。
　・水分の補給や便の観察（色，形）と健康など身近なことだが，あまり人とは話さない内容なので新鮮だったらしく盛り上がった。便秘で悩んでいる高齢者が多いということがわかった。

　③ 事業実施状況をみて，うまくいっていない点
　・歯科衛生士や健康運動指導士の指導は，もう少し時間をとって，じっくりできたほうがよかった。
　・初年度の開催場所保健センターは，公民館から遠く，交通の不便な高齢者の参加が少なかった。
　・広報で運動のときのみ飲み物持参としたため，他の日は飲み物を持ってこない参加者が大勢いた。熱中症予防のためには，運動以外の日も飲み物持参を広報したほうがよかった。

（5）事業をうまく実施するための工夫（改善方策）
① 今後，飲み物を持参しない高齢者のために，お茶を用意したほうがよい。
② 事業案内チラシに運動以外の日も飲み物を持参するように明記する。
③ 会場を増やす。
④ グループワークや情報交換の場を各回に設定する。

（6）事業の評価
① 参加人数
② 仲間づくり
③ 行動（食べ方）変化（アンケートや面接による）
④ 今後の健診による検査値の変化

演習・実習　4-2

> 上記の事例や下記に示す高齢者への健康教育のポイント（介護予防・支援に対する留意点）を参考にして，地域での高齢者介護予防の具体的事業を別冊ワークシートを利用して提案してみよう。

高齢者への健康教育のポイント

市町村などでは，地域包括支援センターや高齢者介護課を中心に介護認定を受けていない高齢者を対象に健康教育（一次予防）を展開している。

高齢者への健康教育では，下記の点がポイントとなる。

① 低栄養の予防：低栄養予防は，まず口から食べられるだけでも予防になる。口から食べることの大切さを理解してもらうことが重要である。口から食べられることは当たり前ではないということを強調する。
② 水分のじょうずな補給方法：水分補給や高血圧の話にからめて，尿の話もする。
③ 良い便を出すには：便と尿は究極の個人情報である。人に見せる必要はないが，自分ではきっちり観察することが健康を守ることにつながる。便の形や色など排便のことが，高齢者には最も関心が高いことの1つである。また，便にからめて，食事の話をするとよく聞いてくれることが多い。高齢者の健康教育では，栄養士も便や尿のことについてよく知っておくことが大切である。
④ 転倒予防のための骨粗鬆症の予防（主に女性向け）：骨折による寝たきりから経管栄養になることが多いことを知らせる。
⑤ 脳卒中の予防（主に男性向け）：脳卒中発作の後遺症により嚥下困難になることが多いことを知らせる。

現場で陥りがちな指導内容の留意点

高齢者の栄養教育というとすぐ嚥下困難な方の食事（ミキサー食やとろみ剤）の説明や試食会，栄養素レベルの説明を考えてしまいがちですが，まだ口からしっかり食べている人はそんなことを知りたいわけではなく，今どういうことをすれば1日でも長く口から食べられるか，ということを知りたいのです。そのためには，管理栄養士・栄養士は，栄養素の知識や調理方法などの技術面だけでなく，摂食・嚥下のメカニズムやむせ込まないための食べ方・姿勢，一口の量，食べる速さ，水分と固形分の嚥下スピードの違い等，多方面からアプローチできるスキルが必要です。

多職種との連携・協働

　摂食・嚥下に関する分野ほど多くの職種がかかわっているものはないと思われます。現在，地域で活躍している職種をあげてみても，医師，歯科医師，薬剤師，保健師，看護師，歯科衛生士，管理栄養士・栄養士，介護福祉士，理学療法士，作業療法士，言語聴覚士，ヘルパー，ケアマネジャー，健康運動指導士などがあります。優れた専門職は，他職種を尊重した連携のあり方に精通しています。

　これらの職種の業務内容を理解し，一歩だけ相手の立場に踏み込み，また，自分の仕事にも一歩だけ踏み込んでもらう。これだけでも，仕事の幅が広がり，楽しく充実した仕事ができるのです。

　管理栄養士・栄養士としての多職種との連携では，まず職場の他職種，保健師，歯科衛生士など身近な職種の業務内容を理解することから始めます。そのためには，他職種主催の事業にも積極的に参加します。そして，健診時の指導内容，カンファレンス等での発言内容を理解することから始めるとよいでしょう。そうすることで，その職種を通じて，知らなかった職種との連携が可能になることもあるからです。

職　種	業務内容
医　師	医学に基づく傷病の予防，診断および治療，そして，公衆衛生の普及を行う。
歯科医師	歯学に基づく傷病の予防，診断および治療，そして，公衆衛生の普及を行う。
薬剤師	調剤，医薬品の供給，服薬指導等を行う。
保健師	地区活動や健康教育・保健指導を通じて疾病の予防や健康増進など公衆衛生活動を行う。
看護師	診療補助，病気や障害のある人の日常生活を援助する。
歯科衛生士	歯科予防処置，歯科診療補助および歯科保健指導を行う。
理学療法士	事故，脳卒中，高齢などにより発生した身体機能の障害の基本的動作能力回復のためのトレーニングや，治療体操その他の運動を行わせる。
作業療法士	心身に障害のある者に対して，手芸・工作・調理などの作業を通じて社会に適応できる能力をつけさせる。
言語聴覚士	音声機能，言語機能，摂食・嚥下機能，または聴覚に障害のある者に対しその機能の維持向上を図る。
健康運動指導士	健康の維持・増進をするために，安全で適切な運動プログラムを提案・指導する。
介護福祉士	身体上，または精神上の障害があることにより日常生活を営むのに支障がある者に対し，心身の状況に応じた介護を行う。またその介護者に対しても介護に関する指導を行う。
ホームヘルパー	病弱，身体障害などの理由で日常生活が不自由な方に家事援助（食事づくり，掃除，買い物等）を行う。
ケアマネジャー（介護支援専門員）	「介護保険制度」において，要支援，要介護と認定された人が適切な介護サービスを受けられるようにするためにケアプランを作成する。
養護教諭	在学生のけが・疾病等の応急処置を行ったり，健康診断・健康観察等を通じて，在学生の心身の健康を守る。
栄養教諭	児童・生徒の栄養状態の管理や栄養教育を行う。

3）社会資源の整備に係る事業

実施主体	N県 A 地域振興局健康福祉環境部
事業名	N県健康づくり支援店普及事業
実施期間	平成18年度～（現在も実施中）

　本事例は，日本栄養士会全国行政栄養士協議会：行政栄養士による活動事例集—行政の施策の中で評価できる発展性のある事業—（2009）から再構成したものである。

（1）実施の目的および目標

① 目　的

・生活習慣病予防のため，食生活の多様化に伴う食の外部依存化が進む状況を鑑みて，家庭での食事だけでなく，飲食店等においても，健康づくり支援に積極的にかかわれる環境をつくり，地域の人たちが容易に健康管理を行えるように「健康づくり支援店」を普及することを目的とする。

② 目　標
・県の食育基本計画に位置づけられており，指定店舗数の具体的数値目標を定め，ヘルシーメニュー（低カロリー，野菜たっぷりなど）を提供する店を増やし，地域の人たちが「健康づくり支援店」を利用し，ヘルシーメニューを選択することを目標とする。

（2）事業に至った背景（実態把握）

平成13年県民栄養実態調査において，外食利用率は男性約40％，女性約30％，「栄養成分表示の必要性がある」と答えたもの56％に対して「栄養成分表示を見たことがある」は30％と，外食などの栄養成分表示の普及が求められている。一方，平成16年県民健康・栄養調査では，1日あたりの野菜摂取量316.8 g，食塩摂取量11.6 gであり，野菜摂取不足，食塩摂取過剰の状況にある。

（3）事業内容

① 対象者：県民，飲食店等営業施設（飲食店，旅館，スーパー，コンビニ，弁当・惣菜販売店等）
② 飲食店への働きかけ
・調理師会，食品衛生協会の各会議で事業説明
・温泉施設内のレストランや病院内レストラン等，健康に関心の高い利用者が多いと考えられる施設への働きかけ
③ ヘルシーメニュー提供のためのアドバイス・支援
・ヘルシーメニュー開発のアドバイス，栄養価計算等の支援
④ 県民への働きかけ，利用促進
・「健康づくり支援店」指定店一覧のパンフレット作成
・食育県民大会，食育フォーラム等において指定店のポスター掲示
・「健康N県21」ホームページや広報でのPR

（4）事業実施状況（経過評価）

① 実施状況
・「健康づくり支援店」の指定店数：135店舗（県内A地域，平成20年3月末現在）
・上記のうちヘルシーメニュー提供店数：7店舗（同上）
② 事業実施状況をみて，うまくいっている点
・調理師会，食品衛生協会から飲食店の紹介等が得られた。
・病院内レストランでのヘルシーメニューの提供を通して病院との連携が強化された（糖尿病友の会の体験学習の場としてレストランを活用する等）
③ 事業実施状況をみて，うまくいっていない点
・指定店がメリットを感じにくいという意見がある。
・指定店の巡回，栄養価計算の支援，ヘルシーメニューのアドバイス等においてマンパワーが不足している。

（5）事業をうまく実施するための工夫（改善方策）

① 住民への周知を強化し，飲食店のメリットにつながる取り組みが必要である。
② マンパワー不足を補うため，地域活動栄養士等との連携をとる必要がある。
③ 指定店舗数だけでなく，利用状況等を確認・評価していく必要がある。

（6）今後の事業展開

今後，地域活性化やまちづくり等，他の事業と連携し，指定店の利用促進につながるような取り組みが考えられる。

（7）事業の評価（項目）

① 健康づくり支援店指定数
② ヘルシーメニュー提供店数
③ 健康づくり支援店の利用状況
④ ヘルシーメニューの利用状況

演習・実習　4-3

> 「N県健康づくり支援店普及事業」では，上記に示された課題のほか，同様の事業をしている他自治体より次のような課題が報告されている。課題を1つ選び，普及方法を，別冊ワークシートを用いて提案してみよう。
>
> そのほかに報告されている課題
> - 地域住民への情報提供（健康づくり協力店のPR，表示の活用方法など知識の普及）が必要である。
> - 健康づくり協力店を飲食店のみでなく，小売店（弁当・惣菜など）へ普及させる必要がある。

4）生活習慣改善を目指した事業

実施主体	D町
事業名	生活習慣病予防のための運動習慣化 〜ウォーキング編〜
実施期間	平成23年5月〜6月

（1）事業の目的および目標

身体活動・運動習慣の改善を目指し，安全に楽しく実践するために，正しい知識や技術を習得する。有酸素運動のウォーキングは，いつでも・どこでも・1人でも仲間とでも実践でき，取り組みやすく，習慣化できると効果があがる期待も大きい。

（2）事業に至った背景（実態把握）

「健康づくりのための運動指針2006」の中で，生活習慣病予防の身体活動量，運動量，体力（有酸素摂取量）が明記された。実践が容易と思われるウォーキングの習慣化を目指した。

（3）事業内容

ウォーキング教室を実施し，健康ウォーキングの基本を学ぶ。

> **教室のキャッチコピー**
>
> だれ一人，健康状態や体格の同じ方などいません。自分の個性を把握し，ウォーキングを「1に安全，2に効果的，3に楽しく」行う方法を学びます。その学びを活かし，ご近所や地域にも健康ウォーキングを推進する普及隊員にもなってみませんか？

	日　時	内　容	担　当
1回目	5月11日（月） 10時〜12時 講義・実技	「オリエンテーション」 「ウォーキングの基礎　1」 ・ウォーキングの効果 ・ウォーキングのメカニズム ・安全で効果的なウォーキングとは　運動強度・時間等	管理栄養士 健康運動指導士
2回目	5月18日（月） 10時〜12時 講義・実技	「ウォーキングの基礎　2」 ・健康状態チェック ・準備体操，整理体操 「緊急対応について」	健康運動指導士 保健師
3回目	5月25日（月） 10時〜12時 講義・実技	「ウォーキングの基礎　3」 ・個人個人に適したフォームを探る ・靴の選び方，履き方等 ・障害予防・・水分補給1	健康運動指導士 管理栄養士
4回目	6月1日（月） 10時〜12時 講義・実技	「ウォーキングの基礎　4」 ・個人個人に適したフォームを探る ・靴の選び方，履き方等 ・障害予防・・水分補給2	健康運動指導士 管理栄養士
5回目	6月8日（月） 10時〜12時	「ウォーキングの基礎　5」 実践編　さあ，出かけよう　我が街　ウォーキング	健康運動指導士，管理栄養士，保健師

（4）事業実施状況

① 実施状況
- 身体活動・運動習慣の改善
- 自主グループで，おすすめコースの作成

② 事業実施状況をみて，うまくいっている点
- 歩数記録ノート・活動記録ノートを配布し，活用したことにより活動量が増加した。
- 1コース5日間で基礎から応用までの講義や実技を取り入れることができた。その後月1回のウォーキング会（自由参加）を実施し，より習慣化に役立った。

③ 事業実施状況をみて，うまくいっていない点
- 5回目の実践編では，雨天時の予備日を設定することが望ましい。

（5）事業をうまく実践するための工夫（改善方策）

① 教室終了後の活動の場を月1回，年間12回提供する。
② 自主サークルを，住民に周知し，参加を働きかける。

（6）今後の事業展開

秋・春にウォーキング大会を開催する。

（7）事業の評価

① アンケート調査実施
② 教室終了後の月1回の活動の参加者の人数やウォーキング大会の参加人数の把握
③ 参加者の健診結果の把握
④ 毎年ウォーキング教室を継続するため予算の確保

演習・実習　4-4

> 上記のウォーキング教室の事例を参考にしながら，別冊ワークシートを利用して，健康教室の提案をつくってみよう。

5）地域の特性を活かした事業

実施主体	食ネットY（Y保健福祉事務所，Y農林事務所，Y管内M農業改良普及センター）
事業名	スクラム組めばみんなHAPPY
実施期間	平成16年度～（現在も実施中）

（1）実施の目的および目標

① 目的
- 健康寿命の延伸と生活の質（QOL）の向上を基本理念とし，平成22年度を目標年次とした「S県健康プラン」（平成11年策定）および「S県食育推進基本計画」（平成18年策定）に基づき，県民協働をし，「健康づくりの推進」および「地産地消の推進」をする。

② 目標
- 「健康づくりの推進」では実態把握のデータを検討し，賛同団体とともにアイディアを出し合い，健康づくり事業の「Y"食と農"まちの保健室」を開催し，住民に生活習慣病予防のための情報を発信する。
- 「地産地消の推進」として，安全・安心な地元農産物が飲食店や給食施設に提供されるシステムをつくる。

（2）事業に至った背景（実態把握）
① 「健康づくりの推進」では「S県健康プラン」の中間評価と見直しデータを参考にした。
② 「地産地消の推進」では，健康づくり協力店（飲食店）の99％が「県産品・地元産品農産物を望む」との意見が寄せられており，地産地消への意識がたいへん高い。

（3）事業内容
① 対象者：一般住民，小学生，保育園児，飲食店主（健康づくり協力店主）
② 「Y"食と農"まちの保健室」で食育を推進
・隔月1回市内の大型ショッピングセンターで開催。血圧・骨密度・体脂肪測定，健康・栄養相談の実施。ゴーヤ，アスパラガス，マッシュルームなど地元の農産品・加工品を紹介し，「食」と「健康」に関する情報を提供した。
③ 地元農産品を地元の飲食店（健康づくり協力店）へ
・農業関係者との交流を密にするため生産地視察や商談会を実施した。
④ 学校給食関係者とエコファーマーとの意見交換会の実施
・平成17年度は，管内の医師に食生活の問題点を講演してもらい，意見交換会を行った。その後，お互いの現場を視察するなど交流を行い，安全・安心な地元農産物の情報提供システム（Y市モデル）を構築した。平成18年度から市内の小学校で地元の農産物が提供されている。
⑤ 保育園への食育の実施
・農作業のサポート・食育ミニ講座・食品加工の体験を，市，農林行政関係者，食品加工業者と協働して実施した。

（4）事業実施状況（経過評価）
① 実施状況
・地元大学・小学校・保育園・飲食店・地域ボランティア・病院・農業協同組合・農産物直売所など30組織に広がっている。
② 事業実施状況をみて，うまくいっている点
・県民協働による画期的なネットワークの実現により，安全・安心・ヘルシーな地元食材や農業情報の紹介により，健康づくりを身近に感じてもらうことにつながり，食育の効果的な推進方法となった。
・環境に配慮した地域農産物を学校給食や地元飲食店に提供できるシステムが構築された。
・保育園や小学校で，農家やヘルスメイト等から学ぶ食育の機会が増え，食と農の絆が強まり地域が元気になってきている。

（5）事業をうまく実施するための工夫（改善方策）
① 職員の定期異動でも変わらない活動の継続をしていくこと。
② 展開している具体的課題についての取り組みを実践し，それらの成果や研究事例を活かすため，食育にかかわるものが，一堂に会する場をつくること。

（6）今後の事業展開
昨今のたいへん厳しい財政状況にもかかわらず，協働によって各々が発揮できる役割の明確化と予算の効率化という大きな成果が得られたが，今後継続していくためには，構成員一人ひとりが常に情報の共有化に努め，アイディアを持ち，他の職種とのいっそうの協働が大事になってくる。

（7）事業の評価
① 評価項目：S県健康プラン（栄養・食生活分野），S県食育推進基本計画（食育推進の主要指標）
② 評価手法：健康プラン・食育推進基本計画の調査評価

演習・実習　4-5

次のような点に気をつけながら，地域特産物を活かした地域連携による食育の普及〈野菜摂取の増加等〉のあり方を提案し，別冊ワークシートにまとめよう。
- ・企画・実施・評価の中に，住民参画・住民参加がある。
- ・行政だけでなく，農協，生産者，小売店，住民地区組織が連携する。
- ・既存の組織等を活用する（講座などの参加者を組織化する）。
- ・管理栄養士などの専門職との連携を図る仕組みがある。
- ・活動の場として，小・中学校の校区程度のきめ細かな地区を設定する。
- ・地域特産物と食育（野菜摂取の増加等）を結びつけた取り組みにする。

6) 関連団体・企業と連携した情報提供に係る事業

実施主体	A市
事 業 名	食育と防災フェア
実施期間	平成23年7月

(1) 事業の目的および目標
災害に備えて力強く健康に生きていくために，食事バランスガイドを活用しながら，避難所での食生活や口腔衛生など自らの健康を守るためのちょっとしたコツや非常食の準備の大切さを認識してもらう。

(2) 事業に至った背景
A市では市制40周年記念イベントを企画していた。健康づくり課では，食育フェアを考えていたが，東日本大震災後のイベントということもあり，災害時の食育を推進することも重要であるということから食育と防災フェアを企画することになった。

(3) 事業内容
① 事業計画

　　3月　食育と防災フェア実行委員会設立（健康づくり課，防災消防課，栄養士会，食生活改善推進団体，健康づくり運動普及員，保育所，学校，教育委員会，歯科衛生士会）

　　4月～6月　実行委員会開催（3回）

　　7月　食育と防災フェア開催

② 対象者：一般市民

③ 実施者：食育と防災フェア実行委員会

(4) 事業実施状況（経過評価）
① 実施状況
- ・防災消防課：防災グッズの展示，非常食の試食，起震車の乗車体験，備蓄品の展示
- ・栄養士会と関連企業（食品会社：離乳食関連・介護食関連，製薬会社：糖尿病関連）との連携
- ・災害弱者用非常食の展示とサンプル：リーフレット・パンフレット配布，離乳食・嚥下困難な方のための介護食・糖尿病の方の災害マニュアルの配布・相談コーナー
- ・学校・保育所：普段の給食と非常時の給食のサンプル展示，バランスガイド配布と相談コーナー
- ・食生活改善推進団体：炊き出し用すいとんの試食コーナー，カセットコンロでの炊飯体験コーナー
- ・健康づくり運動普及員：体力測定，骨密度測定，避難所でもできるのびのび体操の普及
- ・歯科衛生士会：災害時の口腔ケア（歯ブラシがなくてもできる口腔ケア）

② 実施状況をみてうまくいっている点
- ・糖尿病の方が，避難所で配られる食事についての内容を知り，バランスガイドと比較して「何が不足しているか，よくわかった」という参加者が大勢いた。

- 介護食と離乳食を同時に展示したので，非常時には，離乳食として介護食も使用できる，逆に介護食として離乳食を使ってもよいことが普及できた。
- 糖尿病の方には，配食で不足しやすい食品を介護食でカバーできることを伝えたこともよかった。介護食は，保存期間も長く栄養表示もあるので，コントロールしやすい。
- 製薬会社のスタッフが，食事が十分とれないときの薬の服用アドバイスや，薬の名前がわかるようにすることが身を守ることになるという話をしたのもよかった。

③ 実施状況をみてうまくいっていない点
- 会場が保健センター全体と広いため，人の流れを工夫する必要がある。
- 準備期間が短すぎたので，自分が参加した部分しかわからない実行委員が多かった。

（5）事業の今後の展開
① 記念事業にとどまらず継続していく必要がある。
② 会場を保健センターだけでなく，地域のコミュニティセンター6か所に広げる。
③ 準備期間を今年よりも長くする。
④ 自主グループ（糖尿病教室修了者の会，保育サークル，運動サークル）への働きかけを積極的にする必要がある。

（6）事業の評価
① 参加団体
② 参加人数
③ 防災意識の向上
④ 防災グッズの備蓄状況（災害弱者用も含めて）

演習・実習 4-6

> 上記の事例を参考にしながら，別冊ワークシートを利用して，栄養士会など栄養・食育に関係する団体や企業，教育機関，施設などと連携し，さまざまな媒体を利用して情報提供をする事業の提案をつくってみよう。

7）地域組織（ボランティアなど）と連携した事業

実施主体	R県南保健センター
事業名	高齢者の食支援
実施期間	平成15年度～平成22年度

（1）事業の目的および目標
① 高齢者の低栄養を予防し，住み慣れた地域で安心して暮らす。
② 高齢者が要介護状態になることを防ぎ，健康を維持・増進するために高齢者にとってよりよい食の環境づくりを整備する。

（2）事業に至った背景（実態把握）

平成14年12月末現在，R市南区の高齢化率は17.3%，世帯状況ではひとり暮らし世帯が20.4%を占め，R市の8区の中で，ともに2番目に高い状況であった。

また，「R市南区『高齢者のくらしと健康・医療に関する実態調査』報告書」（平成14年3月）によると，食生活のゆがみが健康状態に現れ，体力の低下や精神的ストレスにかかわる症状など身体的状況が悪いという結果であった。さらに，暮らしにかかわる自主的活動や地域福祉活動に参加している人ほど健康によい食生活を保っている結果が明らかになった。

（3）事業内容
① 高齢者の食の自立支援と仲間づくり

- 「みなみ食の応援団」ボランティアと在宅栄養士等の人材の養成・育成
- 高齢者向け料理集の作成
- 料理教室運営マニュアルの整備
- 熟年料理教室の開催

② 推進体制の整備
- 食支援ネットワーク情報交換会の開催
- 委員会「南区の食"風土"を考える会」の設置

③ 委員会による食支援
- 食生活の自立支援（メニュー集の作成，料理教室の開催）
- おいしく食べるための環境づくり（高齢者の食環境ニーズ調査の実施，食を通じて集う場づくり等）
- 推進体制の整備（委員会および部会の開催）

（4）事業実施状況

① 高齢者の食の自立支援と仲間づくり

　ボランティアとして34人（60歳以上の区民23人と栄養士11人）の参加があり「みなみ食の応援団」を養成し，高齢者向け料理集と教室運営マニュアルを作成した。平成16年度からはボランティアを運営補助者とし，料理集やマニュアルを活用した熟年料理教室を開催し，食の自立と仲間づくりを支援している。平成18年度末までに計53回開催し，延べ1,054人が参加した。参加者の中から，「みなみ食の応援団」として活動する者も新たに加わった（平成18年度末現在，「みなみ食の応援団」39人）。

② 推進体制の整備

　高齢者の食生活の自立支援に加え，地域ぐるみで高齢者の食支援をさらに推進するため，高齢者の食にかかわる多分野の関係者の参加を得て，高齢者の食支援ネットワーク情報交換会を平成18年度に開催した（参加者104人）。その結果，高齢者の食に携わる各分野が食の問題を共有し，問題の解決に向けて連携を図り，高齢者の食を支援するために，高齢者の食支援ネットワークの構築が必要との意見が得られた。

　そこで，高齢者の「食べること」をさまざまな立場から支援できるよう，食に携わる関連団体・関連事業者・ボランティア・学識経験者等および行政からなる委員会「南区の食"風土"を考える会～高齢者がおいしく食べるための環境づくり～」を平成19年度に立ち上げた。委員会の主な事業として，①高齢者の食生活の自立への支援，②高齢者がおいしく食べるための環境づくり，③推進体制の整備を行うこととした。

③ 委員会による食支援

　委員会による事業として，これまでの自立支援の取り組みに加えて，高齢者の食環境ニーズ調査の実施（調査対象：65歳以上の高齢者315人），食品工場への見学会開催，調理や会食等の食を通じて集う場の立上げ・運営補助，教育機関と連携した食のイベント開催などに取り組み，おいしく食べるための環境づくりを行っている。

　また，低栄養予防をさらに推進するためには口腔機能に関する取り組みが必要と考え，委員会委員に口腔機能の専門職を新たに加えるとともに，口腔機能低下予防の事業も展開させている。

（5）今後の展開

　高齢者が自立した食生活を送ること，高齢者の食に携わる事業者や老人福祉施設等からの情報提供や協力体制の整備が重要であり，これらの連携を密にして相互に利用し合える枠組みとして「高齢者の食支援ネットワーク」の拡充を行う。

（6）事業の評価等

① 高齢者の食の自立支援から仲間づくりに加えて，楽しみや生きがいづくりにつながっている。
② 関係者が集った「高齢者の食支援ネットワーク情報交換会」をきっかけに，行政主導の保健事業にとどまらず，委員会を核とし，多機関・多団体が多職種と連携し，さまざまな社会資源を活用して高齢者の食生活支援を図ることができている。

演習・実習　4-7

> 自分が住んでいる都道府県や市町村の事業を調べ，そのうちのひとつを別冊ワークシートに概要資料をまとめてみよう。

8）学校・大学・地域住民・団体組織等と連携した食育事業

実施主体	R市教育委員会
事業名	食育の推進
実施期間	平成19年度～平成22年度

（1）事業の目的および目標

R市においては，「食を通じて『健やかな体』と『豊かな心』を育みます」を基本理念として「健全な食生活を実践する市民を増やす」ことを目標に食育を推進している。

R市の食育推進の事業内容のうち，具体的な取り組み事例の一部を紹介する。

（2）事業に至った背景（現状把握）

R市では，平成19年度以前にも，「元気じゃけん21」（健康づくり計画），新児童育成計画，水産振興計画，食料・農業・農村ビジョンなどに基づく事業を進めるとともに，学校で実施している「早寝早起き　元気なあいさつ　朝ごはん」運動などを通じた，食の大切さ，食に対する感謝の念や食に関する適切な判断を養うための能力の育成，エコクッキングの普及による「もったいない」という意識の醸成など，さまざまな取り組みを進めてきた。

しかし，近年，食生活をめぐる環境の変化などに伴い，食生活の乱れ，食の安全上の問題が顕在化してきたため，平成19年度にR市食育推進会議を設置し，R市食育推進計画を策定し，食育を推進した。

（3）事業内容

① 食育推進プログラムの実施

　　食育推進に向けた延べ278件の事業を食育推進プログラムと位置づけた。食育推進プログラムの実施主体は，学校関係者，保育関係者，食材の生産者，食品関連事業者，栄養士・調理団体，地域活動者，行政である。

② 重点プログラムの推進

　　食育推進プログラム（278件）のうち，食育推進会議が指定した12件を重点プログラムとして推進した。代表的な重点プログラムは以下の通りである。

・朝ごはんキャンペーン事業

・わ食の日事業

・R市食育ネットワーク事業

③ 啓発普及

（4）事業実施状況

① 朝ごはんキャンペーン事業：6月を「朝ごはんキャンペーン月間」と定め，朝食の大切さについて普及啓発を集中的に行う。

・小学校・幼稚園・保育所では，「学校だより」「園だより」などによる保護者への啓発等を実施した。

・スーパーマーケット等の食品関連事業者は，朝ごはんをテーマにした食生活相談コーナーを県栄養士会，保健センターとともに開設した。また，「朝ごはんコーナー」の設置や，広告チラシ等での朝ごはんキャンペーン事業のPRを行った。

・関係機関・団体は「簡単朝ごはんレシピ」を提案し，市ホームページ等で情報提供し，在宅栄養士はそのレシピを活用して地域で料理教室を実施した。

② わ食の日事業：毎月19日を「わ食の日」として定め，3つの「わ食」（和食：栄養バランスのとれた日本型食生活，輪食：食卓を囲む家族団らん，環食：環境に配慮した食生活）の普及啓発を行う。

- 学校給食では，毎月19日，地場産の食材を使った食育ミックス（いりこ，昆布，大豆）を提供し，「わ食の日」と「食育の日」の意識づけを行った。
- スーパーマーケット等では「地場産物コーナー」の設置や，広告チラシを活用した「わ食」についての啓発を行った。
- 行政は，民間事業者に対して「ノー残業デー」の設定等，家族団らんの機会の増加につながる取り組みについて，商工会議所の会報やダイレクトメールを活用して協力依頼を行った。
- 関係団体等は，市民を対象としたエコ＆ヘルシークッキング講習会，R市産のカキ・クロダイ等を使用した料理教室を地域で開催した。

③ R市食育ネットワーク事業：食育推進の担い手が相互に連携をとるため，R市食育ネットワークを設置し，食育に関する取り組みのより効果的な推進に努める。

- R市食育ネットワークには教育・保育関係者，医療・保健関係者，農林漁業関係者，食品関連事業者，地域活動関係者，栄養士・調理師等の68団体（平成22年度末）が加入している。
- 参加団体を対象とするネットワーク情報交換会や講演会・事例発表会が年間3～4回開催されている。
- 講演会・事例発表会では，食育の機運の高まりや，参加団体の連携や協力の促進を目指し，食品関連事業者の食育推進の取り組み，水産販売業者による出前の食育教室，地域活動関係者の朝食内容充実に向けた取り組み発表などを行った。
- 参加団体は，小学校の教科の中で，出前の味覚教室や農業体験，地域での食育講演会，料理教室，食事相談なども行っている。

④ 食育の啓発普及

　食育の啓発普及のため，食育推進マスコットキャラクターの制作・愛称募集，食育推進スローガン募集を行った。マスコットキャラクターの愛称募集には，小・中学生を中心に約9,000件の応募があった。スローガン募集には，約1,300件の応募があった。

　その他，食育啓発のツールとして，のぼり旗や食育の歌のCD制作等も行い，R市はもとより，学校・幼稚園・保育所や，R市食育ネットワーク参加団体が随時活用している。

（5）今後の展開

　平成23年度に策定した第2次R市食育推進計画（計画期間：平成23～27年度）によれば，前計画の基本方針を引き継ぎつつ，「食育で人づくり・まちづくり」をキャッチフレーズに掲げ，①取り組みの重点化，②性別・年齢別等の課題やニーズに応じた取り組みの推進，③食育推進の担い手の主体的な取り組みの推進，担い手間の一層の連携・協力，④県や近隣市町との効果的な連携を図り，「食と健康」「食と生活」「食と地域」の3つの視点から施策を展開する，としている。

（6）事業の評価等

① 平成18年度と22年度のR市の「食育に関する調査」等の結果をみると，「朝食の摂取状況」は増加している（小学生95.7⇒97.2％，中学生93.0⇒94.7％，20歳代男性66.4⇒74.6％，30歳代男性72.0⇒74.5％）。今後目標数値を達成する取り組みや環境整備が必要である。

② 「わ食」の認知度は平成22年度の調査では33.3％である。「わ食」の認知度を高め，「和食」「輪食」「環食」ともに，実践につながる情報提供が必要である。

③ R市食育ネットワーク参加団体の活動内容を公開した市ホームページのダウンロード件数は25,800件あり，市民の関心が高いことがうかがえる。

④ R市食育ネットワークの登録団体数の増加とともに食の「つながり」に着目し，点から線へ，線から面へと活動を一層展開する必要がある。

演習・実習　4-8

> ここまでに学んできた地方事例を参考にして，事業準備から評価までのフローチャートを別冊ワークシートに作成してみよう。

3．地域健康・栄養活動の事業報告

　地域健康・栄養活動の実施にあたって，事業報告は事業計画とともに必要不可欠なものである。事業計画に基づき実施後速やかに，報告書あるいは報告書概要を作成しなければならない。その際，結果報告に加えて，今後に向けた課題として，改善目標や展望まで言及しておくことが，事業の継続につながるポイントである。なお，個人情報の保護に留意してまとめ，報告書や学会発表，論文の形で公表できることが望ましい。

　事業報告を行う際には，目的（誰に，何のために）や機能（活用場面や方法）を明確にし，それにふさわしい内容や体裁，表現を心がける。また，活動の成果を的確にわかりやすく記すために，評価指標を明示して，できるだけ数値データで示し定量化し，それが何を意味するのか説明を加える等の工夫も大切である。

　ここでは，地域健康・栄養活動事業として代表的な，①健康教室，②健康相談，(健診) の各回報告書と年次報告書，③年間を通した健康・栄養活動報告書の記入様式を示す。

①-1　健康教室：各回報告書

事業名	
事業目的	
対象および参加者数	
日　時	
場　所	
従事者　所内	
所外	
事業内容	
事業評価	
課題および問題点	
経　費	
次回の計画	

①-2　健康教室：年次報告書

事業名（根拠法令等）	
事業目的	
事業目標	
評価指標	
実施回数	
対象・参加者総数	
事業内容 （実施方法）	
経過評価	
結果評価 （目標達成度）	
次年度への課題	
連携した組織・機関	・連携・協力体制がとれている： ・今後連携・協体制を強化したい：
経費　予算	
決算	
次年度の方針	

②-1　健康相談（健診）：各回報告書

事業名	
事業目的	
対象および相談者（受診者）数	
日　時	
場　所	
従事者　所内	
所外	
相談内容および件数	
要継続指導者数	
医療機関紹介者数	
指導結果	・要継続指導者状況： ・医療機関紹介者状況：
問題点	

②-2　健康相談（健診）：年次報告書

事業名(根拠法令等)	
事業目的	
対象および相談者（受診者）総数	
開催回数	
従事者　所内	
所外	
相談内容および内容別人数	
要継続指導者総数	
医療機関紹介者総数	
指導結果	・要継続指導者状況： ・医療機関紹介者状況：
連携機関等	
経費　予算	
決算	
前年度との比較	
次年度への課題	
次年度への方針	

③　事業活動報告書

平成　　年度　　＊予算：　　　　　　　＊根拠法令等：

現状	地域特性，健康・食生活，社会資源等	
課題	事業を企画するうえでの課題および背景	
施策目標		
事業概要	対象，実施期間，実施内容等	
	目標値	実施状況結果
評価指標　企画評価		
実施評価		
結果評価		
次年度への課題		

演習・実習　4-9

前節の実践事例，2）高齢者介護に関連した事業（元気まんまる塾），4）生活習慣改善を目指した事業（ウォーキング教室）から健康教室・相談の各回および年次の報告書を，また，3）社会資源の整備に係る事業（N県健康づくり支援店普及事業），6）関連団体・企業と連携した情報提供に係る事業（食育と防災フェア）から事業活動報告書を作成してみよう（ただし，予算等不明欄は省略可）。

第5章
地域健康・栄養活動の評価とその留意点

1. 疫学研究デザインの種類と方法

　疫学は，実際の人口集団を対象として疾病とその規定要因（曝露；exposure）との関連（因果関係）を明らかにする科学である。大別すると介入研究と観察研究とに分類できる。地域健康・栄養活動そのものの評価方法としては「介入研究」の方法が中心となる。「疾病（健康異常やその改善度）」と「曝露（栄養活動）」の因果関係を，科学的に妥当な方法で「評価」するためには，その因果関係を解釈する際の留意点について理解した上で研究方法の特徴を学ぶ必要がある。

> 曝露要因とは，疾病発生以前に存在する状態をいい，疾病（になるかどうか）を規定する要因を指す。紫外線"曝露"（日光浴の時間・紫外線に曝される時間）はしっくりくる気がするが，年齢や食事，喫煙などの生活習慣も曝露と呼ぶ（注：ヒミツの"暴露"とは異なる）。

1）介入研究（intervention study，評価研究）

　対象者の生活行動などに人為的に介入（栄養教育，栄養剤投与など）し，その後の経過観察から介入による効果の有無や強度を確認・比較する研究方法である。ここで「評価研究」とは，地域健康・栄養活動（介入）の評価を行うのに必要な事実を科学的な方法で明らかにすることをいう。すなわち，地域健康・栄養活動の実施（曝露）によって，疾病の自然史が変更されたかどうか（発症の予防，症状の悪化防止，改善，合併症の予防が成功したかどうか）という因果関係を「介入研究」という手段によって検証することを意味する。

（1）疫学研究における因果関係の解釈

　研究結果の解釈には，目的とする因果関係（causality）以外の，①偶然（chance），②バイアス（bias；偏り）③交絡（confounding）要因の影響を考慮する必要がある。これら3つの要因が，観察された因果関係に対する妥当な解釈であることを否定してはじめて，いわば消極的な形で曝露と疾病の因果関係が検証される。したがって，あらかじめ因果関係以外の要因が影響することを予測して，その程度ができるだけ小さくなるように研究を設計しデータを解析する必要がある。

（1）-1　偶然：測定値の「確率変動―ばらつき―」による結果への影響

　地域健康・栄養活動に関する評価研究を行う際，さまざまな測定や計測を行い観察された測定値を利用する。「偶然」は測定や計測に伴う現象で，「確率変動」や「平均への回帰」の形で測定値に影響を及ぼす。

　① 測定値の「確率変動」

　確率変動とは，観察される測定値が偶然の影響により真の値の周辺をばらつく現象をいう。例えば，血圧を個人の中でも繰り返し測定すると，得られた測定値は真の値の前後にばらつく。1つの要因としては，被験者の状態（安静・緊張の有無，臥位／座位など）や測定者の条件（血圧計の相違など）が考えられる。しかし，最大限これらの測定条件を標準化した場合でも，常に同一の測定値が得られるわけではない。このばらつきは「偶然」の影響と考えられ，この現象を測定値の確率変動という。集団の測定値を扱う場合にも同様の現象が認められる。

② 平均への回帰

平均への回帰とは，測定値の確率変動の影響により生ずる現象の1つで，1回目の測定で真の値からかけ離れた観測値を示した個体の測定値が2回目の測定では平均してより真の値に近い観測値を示すことをいう。この現象により，たとえ1回目と2回目の測定の間で真の値に変化がない（介入に効果がない）としても，見かけ上介入の前後で測定値が低下することになる。仮に介入に効果があり真の値が低下した場合でも，観測された測定値の低下分のうち，どこまでが平均への回帰による見かけ上の低下で，どこまでが介入の効果による真の値の低下なのかを区別できなくなる可能性がある。

■偶然の影響への対処

「偶然」の存在を念頭に，影響ができるだけ小さくなるよう評価研究を設計する。データ分析の際に，測定値に入り込んだ偶然の影響を定量的に評価することは，結果（因果関係，介入の効果）の解釈を助けることになる。

a)「確率変動の影響」への対処

(a) 評価研究の計画段階で，研究対象者の人数（サンプルサイズ）を多くする

対象者の数が少ないと，測定結果は確率変動の影響を受けやすくなる。とはいえ，無限に多くの対象者を得ることは，実際の事業に対する評価研究では不可能である（事前に効果を見積もることで，評価研究に必要な最低の対象者数を計算する方法もある〈疫学・統計学〉）。1回，1年の事業では対象者数が得られないときには，2回，2年以上同じ事業を繰り返して対象者数を増加させてから評価することも1つの方法である。

(b) データ分析の段階で，統計的検定や統計的推定を行う

確率変動の影響を定量的に評価するために統計的検定が行われる。本当は（母集団では）関連がない－帰無仮説－にもかかわらず，この対象者（標本）で一定以上の関連性が観察される確率，つまり，見かけ上の結果である仮定について検定する。通常，観察された関連性が帰無仮説（関連なし）に一致する確率の基準値を5％として，基準未満（$p<0.05$）なら偶然だけでは説明できない関連性が（母集団でも）存在する可能性が高いと判断する。事前と事後の比較や，異なる群間の比較に用いられる。

> 群間の差が一定でも，対象者数が多くなるとp値（差の検定結果）は小さくなる（有意になりやすい）。統計的検定は，あくまで特定の対象者数のもとで，観察された差に対する確率変動の影響を評価しているに過ぎないので，事業の有効性を判断する場合に統計的有意差の有無のみを根拠にすることはできない。

b)「平均への回帰」への対処

(a) 対象者を選定する段階で再検査を行う

1回の測定値により「異常」と判定すると，測定時にたまたま（偶然に）異常値を示したに過ぎない者が，誤って「異常群（指導対象者）」に含まれる可能性がある。この場合，平均への回帰の影響により見かけ上測定値の改善を示すことになるので，介入の効果を本来より大きく評価する可能性がある。可能なら，対象者を選定する前に2回以上測定を行い，平均への回帰により正常範囲に戻る者を可能な限り除外し，真の値が異常値である確率の高い者に対象者を限定してから介入する。

(b) 評価研究を設計する段階で比較群（介入を行わない）を設定する

介入群の測定値が改善した場合，改善された分には，介入の効果による改善分と，平均への回帰による見かけ上の改善分の両方が含まれている。介入を行わない比較群（偶然の影響がないと仮定すれば，この群での改善程度が平均への回帰分と想定できる）を設け，介入群と測定値の改善程度の差を比較することにより，介入による効果を抽出することができる。

(1)-2 バイアス：曝露と疾病の真の関連を歪めるような要因

観察された曝露と疾病の関連が，その曝露要因以外で集団の持つ特性や曝露要因や疾病に関する情報を得るシステムに由来するときに起こる，曝露と疾病の関連性が本来とは異なって評価されてしまう現象をいう。「情報バイアス」・「選択バイアス」が代表的なバイアスとして知られている。

① **測定バイアス**（情報バイアスの1つ）

例えば，病院で測定した血圧値に基づいた血圧高値の者を，減塩教室に参加する介入群と比較群（リーフレット配布のみ）に分けて，食事指導の血圧改善への効果を評価する。教室終了1か月後に経過観察として医師が再測定する一方，教室に参加しない比較群は同時期に自宅に訪問して測定した。ところで，病院などで測定した血圧は，自宅での測定値より高くなることが知られている。この場合，比較群では事前には病院で，事後は自宅で測定しているため測定値が本来より大きく改善すると予想される（平均への回帰分を本来より大きく見積もってしまう）。両群の測定システムの違いが，減塩教室と血圧低下の関係性に，この場合では「本来よりも小さく評価する」という影響を与えることになる。

② **選択バイアス**

例えば，介入群は禁煙教室希望参加者，比較群を教室不参加者と設定すると，生活習慣改善への意欲がもともと異なった集団となる可能性がある。両群間でのもともとの特性の偏りが，禁煙教室と禁煙成功率との関係性を「本来よりも大きく評価する」という影響を与えることになる。

■**バイアスの影響への対処**

測定バイアスは測定段階で，選択バイアスは計画段階で生じる。データ解析の段階ではバイアスの影響を制御できないので，評価研究の計画段階・測定段階で考慮する必要がある。

a）「測定バイアス」への対処

(a) 介入群と比較群で測定条件を同一にする。事前，事後の測定条件を同一にする。

(b) 主観的情報よりも客観的情報を得るようにし，測定方法は信頼性や精度が一般に認められている標準的な方法を採用する。

b）「選択バイアス」への対処：介入群と比較群の特性が均質になるようにする手段として，以下の2つの方法がある。

(a) **ランダム化**（randomization）：どの研究対象者も同じ確率で介入群または比較群に組み入れられるようにする方法（サイコロ・乱数表などを利用）。選択バイアスを制御する方法の中で，最も強力な手段である。選択バイアスを生じさせることがすでに知られている要因（例えば，性，年齢，疾病の重症度，特定の治療の有無など）の分布を，介入群と比較群でそろえることができるだけでなく，選択バイアスの可能性のある未知の要因（遺伝的素因）や，測定が不可能な要因（介入に対する熱意や受容度など）の分布も両群で均質であると想定できる。

(b) **マッチング**（matching）：選択バイアスを生じさせる可能性のある要因の分布が介入群と比較群で均等になるように一方の群の対象者を選定する方法をマッチングという。具体的には，例えば，対象者の1人が50歳の女性であり性別と年齢が選択バイアスを生じさせる可能性があるときに，50歳前後の女性を1人（または複数）選んで比較群に入れる方法（個別的マッチング）や，糖尿病教室の介入群でインスリン治療を受けている者が40％いるとすれば，比較群でもインスリン治療を受けている者が40％前後になるように対象者を選択する方法（集団での頻度マッチング）がある。ただし，マッチングを行っても，未知の要因や測定不可能な要因の分布を群間で均等にそろえたと考えることは必ずしもできない。

（1）-3 交絡：曝露と疾病の両方に関連して，曝露と疾病の真の関連を歪める第3の要因

曝露と疾病の真の関連を歪めるという意味においては，交絡もバイアスの一種である。バイアスを生じさせる要因の中でも，曝露と疾病の両方に関連する要因を特に交絡要因という（図5-1）。交絡要因に関する情報を測定の段階であらかじめ得ていれば，データ解析の段階でもある程度制御できる（未測定の情報・未知の交絡の影響は排除できない）。研究の計画段階で制御できる。

交絡の例：健診ではじめて見つかった高血圧患者を対象として，新しい減塩教育を行う群（介入群）とリーフレット配布のみ行う群（比較群）とを設定し，それぞれ指導の前後に血圧の変化を観察した（表5-1）。ところで，患者

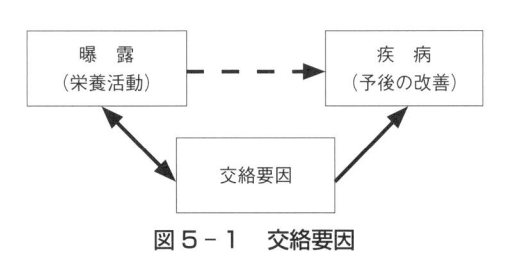

図5-1　交絡要因

の中には降圧剤を処方される者がおり，比較群でその割合が高いことが判明した。当然，降圧剤服用の有無により血圧コントロールに差があると考えられるので，服用の有無によって対象者を分けて（層化して）介入群・比較群における改善率を比較した（表5-2）。

表5-1 減塩教室で血圧が改善した者の割合

	有効	無効	合計	有効率
介入群	14	26	40	35%
比較群	13	27	40	33%

表5-2 降圧剤服用の有無で層化した分析

	降圧剤（+）				降圧剤（-）			
	有効	無効	合計	有効率	有効	無効	合計	有効率
介入群	8	2	10	80%	6	24	30	20%
比較群	12	18	30	40%	1	9	10	10%

表5-1では，有効率に差がないように見えるが，降圧剤服用の有無により層化したところ，服用があってもなくても，改善者の割合は介入群で比較群の2倍を示した。つまり，新しい減塩教育にはリーフレット配布以上の効果があった。ところが，比較群は介入群より降圧剤服用者の割合が高く，しかも服用者は服用しない者より血圧が改善されたために，見かけ上減塩教育に効果がないような結果を示したことになる。降圧剤服用の有無が交絡要因として曝露（新しい減塩教育）と疾病（血圧の改善）の双方に関連して両者の本来の関連（新しい減塩教育は血圧改善に有効）が歪められ，誤った結果（新しい減塩教育は無効）を示した。

■**交絡への対処**

a）研究の計画段階での交絡の制御

(a) 研究対象者の特性制限：交絡の可能性のある要因を持つ者をあらかじめ研究対象者から除外して，その要因の影響を予防することができる。例えば，性別が交絡となる可能性がある場合に女性に限定する。上記例では降圧剤が処方された者を除く。

(b) バイアスの一種なので選択バイアスへの対処方法によって制御することもできる。

b）データ分析段階での交絡の制御：あらかじめ得た情報については対処できる。

(a) 層化分析：交絡要因の有無により対象者を層化し，各層の中で曝露と疾病の関連を検討する方法。

(b) 標準化：2群の比率を比較する際に，分布の異なる交絡要因の影響を補正して比較できるようにする方法を比率の標準化という。表5-1の結果は，降圧剤服用者の割合（介入群10/40，比較群30/40）・非服用者の割合（介入群30/40，比較群10/40）によって重みづけされたものなので，もし，介入群にも比較群にも降圧剤服用者が同じ割合（20/40人中）と仮定した場合の改善者割合は，

  介入群：$80\% \times 20/40 + 20\% \times 20/40 = 50\%$　　比較群：$40\% \times 20/40 + 10\% \times 20/40 = 25\%$

となり，降圧剤服用の有無による層別分析の結果を正しく反映した値が得られる。

(c) 多変量解析：交絡要因が多数ある場合に層化分析を行うと多数の層が必要になり，個々の層に入る対象者数が少なくなるため，確率変動の影響が大きくなり分析結果が不安定になる。多変量解析により多数の交絡要因の影響を同時に制御（介入群・比較群ともにそれぞれの交絡要因の分布が同じという仮定で計算）できる。「調整する・補正する」などという。

表5-3 偶然，バイアス，交絡の制御のまとめ

	研究計画段階	測定段階	データ分析段階
確率変動	①研究対象者数の増加	───	②統計的検定・推定
平均への回帰	③再検査 ④比較群の設定	───	
測定バイアス	───	⑤同一条件で測定 ⑥標準化された方法で測定	
選択バイアス	⑦ランダム化 ⑧マッチング	───	
交絡	⑨研究対象者の特性制限 ランダム化 マッチング		⑩層化分析 ⑪標準化 ⑫多変量解析

（２）介入研究（評価研究）の構成要素とデザイン

　これら偶然・バイアス・交絡の影響を制御して，介入と疾病の因果関係を正しく検証するために，代表的な評価研究のデザインは，(1)ランダム化，(2)比較群の設定，(3)事前測定，(4)介入，(5)事後測定の５つの要素が組み合わされて構成されている。ただし，胃がん検診による胃がん死亡率などのように事前測定を要さない場合もある。地域健康・栄養活動を「介入」として，その効果を評価するのは介入研究であり，以下のデザインに整理できる。

- ランダム化比較試験（RCT：randomized controlled trial）：構成要素(1)-(5)すべてあり
- 非ランダム化比較試験（比較群あり，ランダム化なし）：構成要素(1)なし，(2)-(5)あり
- 前後比較（比較群なし）：構成要素(1)(2)なし，(3)-(5)のみ

① ランダム化比較試験

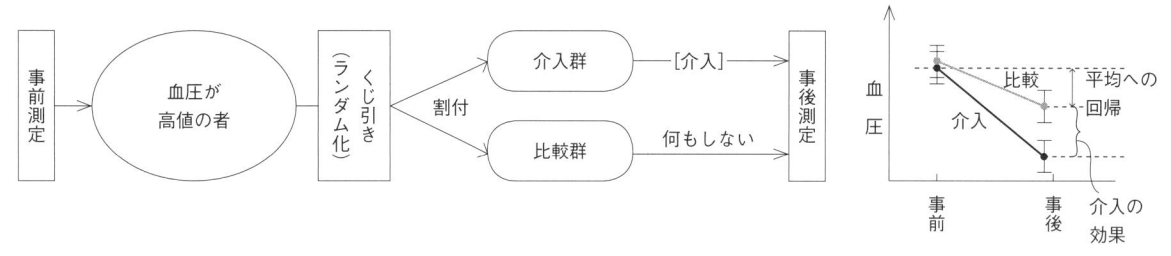

図５-２　ランダム化比較試験の模式図

　利点・欠点：ランダム化によって，選択バイアスを強力に制御できる。両群の特性（既知の交絡も，未知の交絡も）を揃えたと考えることができ，より正しく介入（曝露）と結果の因果関係を評価することができる。

　二重盲検：栄養素補給剤の疾病予防効果を調べるランダム化比較試験では，通常，投与されるものが補給剤なのか偽薬（プラセボ）なのか，対象者本人にも研究者にも知らされないように実施する（二重盲検）。疫学研究の中で最も信頼性の高い方法と考えられている。

② 非ランダム化比較試験（比較群あり，ランダム化なし）

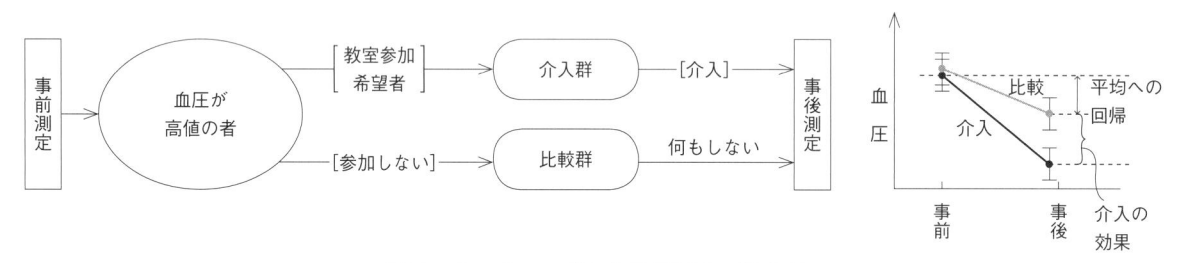

図５-３　非ランダム化比較試験の模式図

　利点・欠点：見かけ上の効果（平均への回帰）を除いて，介入による効果を抽出することができる。しかし，ランダム化を行っていないために両者の特性が偏り，結果として介入による効果を正しく評価できない可能性がある。例えば，高血圧教室（減塩教育）の評価であれば，教室参加者に食生活改善に熱心な人が集まり，参加しない比較群はそれほど熱心でない人が集まる可能性がある。結果として，介入効果を余計に見積もる可能性がある。反対にもともと食塩を控えている人が教室に集まれば，介入効果を過小評価する可能性がある（選択バイアス）。

　比較群の設定方法：ランダム化，マッチングのほか，対象者の所属する集団が地域など空間の異なる集団であることを利用して振り分ける（１つの地域の住民を介入群とし，別の地域の住民を比較群とする）「異なる空間」による設定や，対象者が検査や指導を受ける時期の差を利用して振り分ける（昨年の検診で異常値を示した者を比較群として，今年の検診で異常値を示した者を介入群とするなど）「異なる時間」による設定方法がある。いずれも，空間や時間の相違により対象者の特性が異なっていれば選択バイアスが生ずる可能性がある。さらに，研究者による振り分けが不可能な

場合，対象者自身による選択により，介入群・比較群を設定することも可能ではある。ただし，選択バイアスが生じることは上述のとおりである。

　　※たとえ選択バイアスの可能性の高い集団であっても，比較群を設定することで，介入群のみの前後比較による評価研究よりは，より良い情報を得ることができる。

③　前後比較（比較群なし）

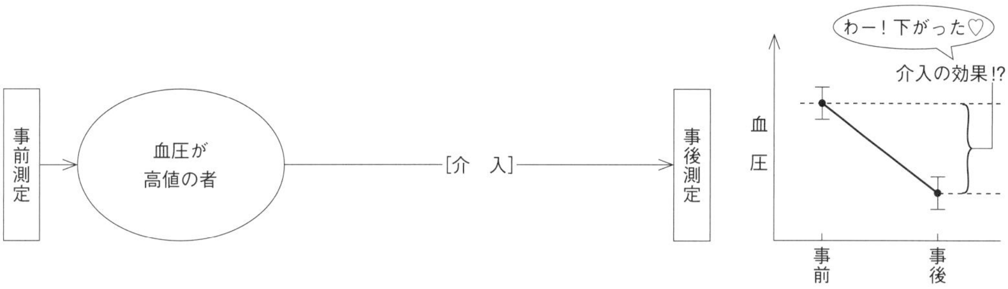

図5-4　前後比較の模式図

　利点・欠点：介入の前後比較のみでは，平均への回帰による見かけ上の効果や介入と無関係な要因に起因する効果と，介入による効果が判然としないため，介入の効果を定量的に評価することは難しい。

評価研究のデザインの選択

　研究の科学的妥当性（偶然・バイアス・交絡の影響を制御する研究デザインの能力）の高さと，研究の実行可能性は，しばしば相反する関係にある。したがって，2つの条件を考慮し，現実的な制約条件のもとで実行可能なデザインのうち，最も科学的妥当性の高いものを選択する。

2）観察研究（observational study）

　疫学研究のもう一方の大きな柱である観察研究は，対象者の日常的な生活行動など（曝露要因）や疾病の発生を調査（観察）するだけで，人為的な介入を行わない研究方法である。このような観察型の研究は以下に示すような種々の方法がある。どれを採用しても長所も問題点もある。それぞれの疫学研究デザインの特徴を理解することは，地域健康・栄養活動の根拠となるべき情報の収集や，栄養教育に活用できる（か否か）研究結果の解釈に役立つ。

　①　記述疫学（descriptive study）
　②　分析疫学（analytical study）
　　a）横断研究（cross-sectional study）
　　b）生態学的研究（ecological study）（時系列研究・地域相関研究）
　　c）症例対照研究（case control study）
　　d）前向きコホート研究（prospective cohort study）

（1）記述疫学

　疾病の発生頻度と分布について，発生した人（性・年齢など），場所（地域差），時間（年次推移）について記述する方法である。疾病頻度を正しく数えることは，公衆衛生対策では最も基本かつすべての前提になる重要な事項といえる。

　　利点・欠点：既存資料の活用により行うことができる。大きな視点での地域の現状把握と，方向性の決定に重要な情報を提供する。

　　事　例：図5-5は，脳血管疾患による死亡率の年次推移である。一般に，生活習慣病は加齢にしたがって罹患・死亡する確率は高まる。年齢調整死亡率とは，異なる時点や地域での年齢構成の違い（人口の高齢化など）による影響を除いて（年齢構成が同じという前提で），年齢構成の異なる時点や地域を比較できるようにしたものである。図は昭和60年モデル人口を基準人口とし，年齢構成が変わらないという前提での死亡率の推移を表している。

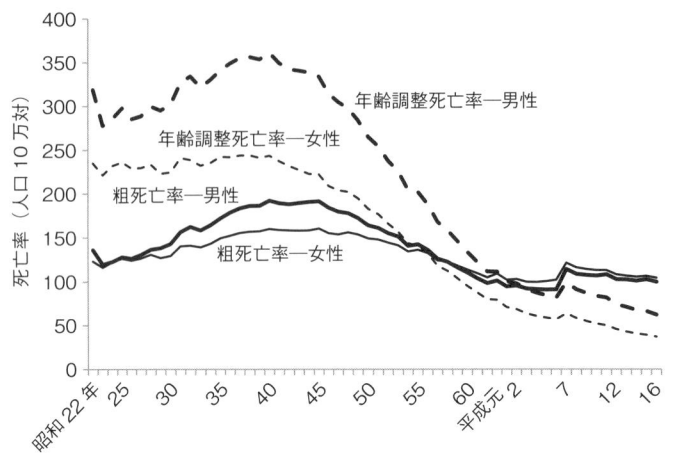

図5-5 脳血管疾患の性別死亡率・粗死亡率の年次推移

資料：厚生労働省：人口動態統計特殊報告［心疾患―脳血管疾患死亡統計の概況（18.3.9現在）］
http://www.mhlw.go.jp/toukei/saikin/hw/jinkou/tokusyu/sinno05/index.html

演習・実習　5-1

> 記述疫学
> 以下に掲げるデータ資料により，グラフを作成し，考察しよう。
> ① 大腸がん年齢調整死亡率の年次推移
> ② BMI 25以上者割合の年次推移（1980-2009年，40代男性）
> ③ 野菜・果物消費量の地域（国際）比較（2007年）
> ④ 喫煙率の日本・アジアと欧米との比較
>
> データ資料 URL
> ① 独立行政法人国立がん研究センターがん対策情報センター，がん情報サービス，統計，年次推移，
>   http://ganjoho.jp/public/statistics/pub/statistics02.html
> ② 平成21年国民健康・栄養調査報告［厚生労働省］，http://www.mhlw.go.jp/bunya/kenkou/eiyou/h21-houkoku.html
> ③ FAOSTAT, http://faostat.fao.org/site/609/default.aspx#ancor
> ④ WHO：World Health Statistics. WHO Statistical Information System, World Health Statistics 2011, Part II. Global health indicator tables and footnotes. xls, http://www.who.int/whosis/whostat/2011/en/index.html

（2）生態学的研究

①時系列研究：ある地域集団で，時間的な変化から食品・栄養素の摂取量などの曝露要因と疾病発生を比較する，②地域相関研究：ある時点で，国や地域などの集団間の曝露と疾病発生の関連を比較記載する，という手法により疾病の規定要因の仮説を設定する研究方法である。

　　利点・欠点：既存データを活用するため，経費や労力がそれほどかからずできるのが利点である。その一方で，曝露や疾病発生を集団としてしか把握していないため，集団で得られた結果が個人に適用できるとは限らない点に留意が必要である。このことにより，因果関係の判断の中では，信頼性は低く位置づけられる。

　　事　例：図5-6は，①日本人の平均食塩摂取量と脳血管疾患死亡率の年次推移（時系列研究），②国別平均魚類摂取と虚血性心疾患死亡率（地域相関研究）のグラフである。

　　①では，平均食塩摂取量も脳血管疾患死亡率も年次推移とともに減少していることがわかる。②では，平均的な魚の消費量が多い国で虚血性心疾患死亡率が低くなっている傾向がわかる。ただし「魚類摂取の少ない人や食塩摂取の多い人が死亡しやすい」のように個別に原因と結果を見たものではなく，あくまでも集団としてとらえていることに留意が必要である。

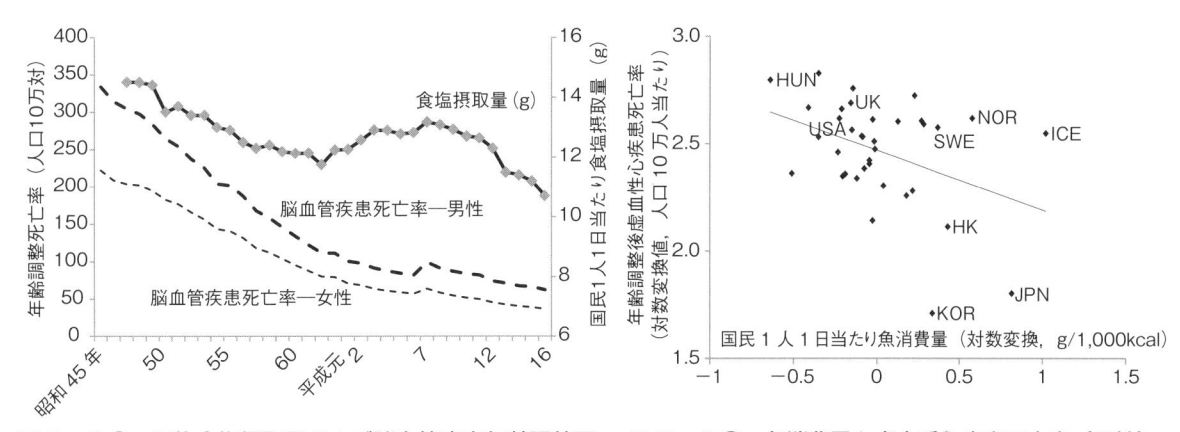

図5-6①　平均食塩摂取量および脳血管疾患年齢調整死亡率の年次推移　　図5-6②　魚消費量と虚血系心疾患死亡率（男性）散布図

①資料：厚生労働省：人口動態統計特殊報告［心疾患-脳血管疾患死亡統計の概況（18.3.9現在）］
http://www.mhlw.go.jp/toukei/saikin/hw/jinkou/tokusyu/sinno05/index.html・厚生労働省：国民健康・栄養調査報告 http://www.mhlw.go.jp/bunya/kenkou/kenkou_eiyou_chousa.html
②資料：Zhang J, et al. Fish consumption and mortality from all causes, ischemic heart disease, and stroke：an ecological study. Prev Med. 1999；28（5）：520-9. 表1-2

演習・実習　5-2

> 生態学的研究
>
> 以下に掲げるデータ資料により，グラフを作成し，因果関係と研究方法の問題点について考察しよう。
> ①　魚介類の摂取量と虚血性心疾患死亡率の散布図（2002年）
> ②　肉類の摂取量と大腸がん（結腸・直腸）死亡率の年次推移（日本，1962-2009）
>
> データ資料 URL
> 　WHO：World Health Statistics. WHO Statistical Information System, World Health Statistics 2006, Part Ⅱ および演習・実習5-1①，③の組み合わせ

（3）横断研究

個人を対象として，曝露と疾病の有無を同時に調査する研究方法である。

利点・欠点：個人の曝露状況と疾病発生状況の関係を同時に調査するため，追跡調査が不要で，比較的少ない費用で研究を行うことができる。その一方で，原因と結果を同時に調査する（原因が結果に時間的に先行していない）ため，因果関係の解釈には留意が必要である。疾病発生に伴って変わる可能性のある曝露と，その疾病との関連が逆転して見えることがある（因果の逆転）。

事　例：図5-7は，緑茶摂取によってグループ分けし，慢性萎縮性胃炎の有病率を比較した研究結果である。緑茶摂取による慢性萎縮性胃炎のオッズ比（性・年齢調整）で表している。

緑茶を多く飲む群で胃炎のある人は少ないという結果が，緑茶を多く飲んでいるために胃炎が少ないのか，胃炎の人が腹痛のために緑茶を少なく飲むのか，区別できない。

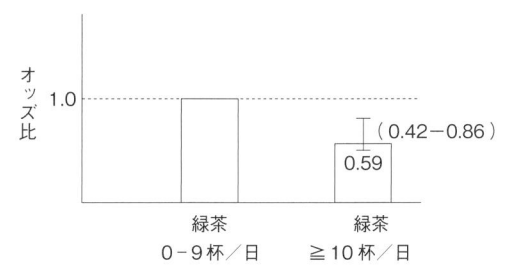

図5-7　緑茶摂取による慢性萎縮性胃炎のオッズ比

資料：Shibata K, et al. Green tea consumption and chronic atrophic gastritis：a cross-sectional study in a green tea production village. J Epidemiol. 2000；10(5)：310-6. Table3

結果の比較方法は，①摂取量と測定値（血圧・BMI）の相関係数を求める，②摂取量による群間の平均値を比較する（血圧・BMIなど），③摂取量による群ごとの肥満者・高血圧者の割合を比較，オッズ比を求める，などの方法が考えられる。2群間の平均値の比較にはt-検定，割合の比較にはχ^2（カイ2乗）検定などを用いて行うことができる（統計的検定）。

演習・実習 5-3

横断研究

果物摂取（量，頻度）と肥満度について調査し，果物摂取と肥満度の因果関係について考察しよう。

考慮すべき事項：対象者，果物摂取の調査方法，肥満度の測定方法，関連性の評価方法，交絡要因（果物摂取と肥満度の両方に関連する第3の要因），倫理的配慮も必要で，特に研究として調査を行う場合には，インフォームドコンセントが求められる（参考：ヘルシンキ宣言，疫学研究に関する倫理指針（文部科学省・厚生労働省）等）。

（4）症例対照研究

個人を対象として，疾病発生後に過去にさかのぼって曝露状況を調査する研究方法である。「症例」とは疾病発生した人，つまり"患者"を指し，「対照」とは症例と曝露状況を比較するその病気のない人を指す。症例と対照の過去の曝露状況を比較し，オッズ比で表す。

利点・欠点：比較的短時間に疾病と曝露状況の関連について研究を行うことができる。疾病が発生してから調査するので，疾病情報を正確に得ることができる点は最大の利点といえるだろう。また，原因（曝露）が，結果（疾病）に時間的に先行している点でも理にかなっている。しかし，疾病発生の後に過去の曝露状況を思い出す調査方法であるため，曝露情報の思い出し方が患者と対照とで異なる場合があり（思い出しバイアス），結果的に曝露と疾病の因果関係を本来よりも過大または過小に評価してしまう場合がある。対照群の設定方法によっては選択バイアスも結果に影響を及ぼすことになる。

事　例：図5-8は，胃がんと塩辛い食品の症例対照研究の方法を模式的に表している。

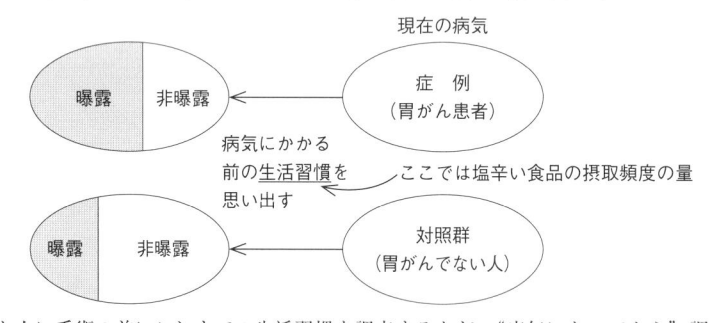

※初めて診断された人に手術の前にこれまでの生活習慣を調査するなど。"病気になってから"調べるのが最大の特徴

図5-8　症例対照研究の模式図

思い出しバイアス（曝露要因に関する情報バイアスの1つ）：胃がんの患者は，一般に胃がんによくないと考えられている，例えば「塩辛い食品」を実際より多く回答する可能性がある（病気の原因を探ろうと，熱心に思い出す）。一方で，過去の食生活を患者と比較する対照群にこのような過大申告の可能性がないとすると，症例・対照間での思い出し方の偏りが，「塩辛い食品」と胃がんの関係性を，この場合では「本来よりも大きく評価する」という影響を与えることになる。

選択バイアス：対照群（その疾病のない集団）を健康な一般の人から募集すると，積極的に調査に協力する集団，すなわち，もともと健康的な生活習慣を持っている集団となる可能性がある。一方で，症例集団では普通の生活習慣であれば，症例・対照間でのもともとの特性の偏りが，「塩辛い食品」と胃がんの関係性を，この場合でも「本来よりも大きく評価する」という影響を与えることになる。

演習・実習 5-4

症例対照研究

下図は，肺がんと野菜・果物の症例対照研究の，方法と結果の模式図である。生じている可能性のあるバイアスと，考えられる対処について考察しよう。

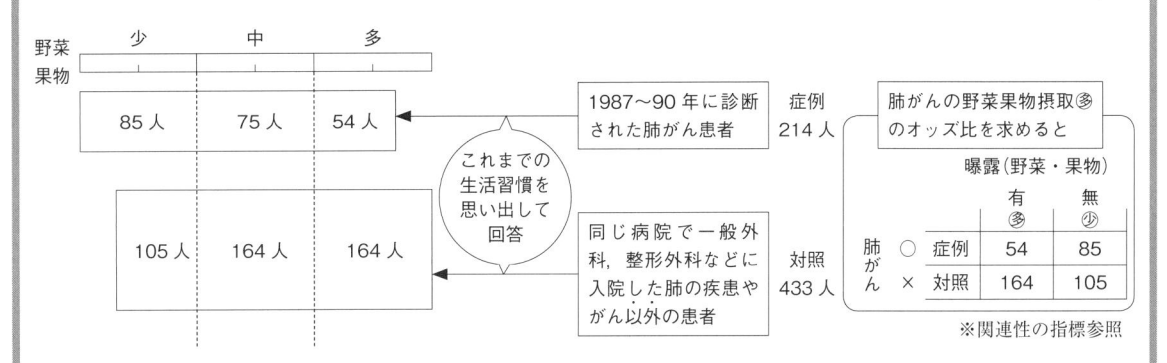

野菜果物	少	中	多		
	85人	75人	54人	← 1987～90年に診断された肺がん患者	症例 214人
	105人	164人	164人	← 同じ病院で一般外科，整形外科などに入院した肺の疾患やがん以外の患者	対照 433人

これまでの生活習慣を思い出して回答

肺がんの野菜果物摂取（多）のオッズ比を求めると

		曝露（野菜・果物）	
		有（多）	無（少）
肺がん ○	症例	54	85
肺がん ×	対照	164	105

※関連性の指標参照

参考：Galeone C, et al. Dietary intake of fruit and vegetable and lung cancer risk: a case-control study in Harbin, northeast China. Ann Oncol. 2007; 18 (2): 388-92.

（5）前向きコホート研究

疾病発生前の健康な対象集団（コホート）で，個人の食習慣などの曝露状況について調査。その後，集団を追跡調査して実際の疾病発生頻度を数える方法である。結果は，非曝露群の疾病発生頻度に対する曝露群の疾病発生頻度（相対危険度）として表す。

利点・欠点：病気にかかる前に個人の曝露情報を得るので思い出しバイアスの影響を受けない点がメリットである。原因が結果に時間的にも先行している。一方，病気の罹患や死亡の発生そのものを数えるためにそれなりの追跡期間が必要となる。さらに，例えば日本人で頻度の高い胃がんの死亡でも1万人を1年追跡して4人程であるため曝露状況によってグループ分けして比較するには大規模に行う必要があり，莫大な費用と手間がかかることになる（そのため，"稀"な疾病の曝露との因果関係は，病気が発生した後に症例対照研究の手法で調査を行うのが現実的である）。前向きコホートに限ったことではないが，ふつうに生活している集団を観察するため，交絡要因の影響が常にある。既知の交絡要因は，情報を得ていればデータの分析段階で統計的に"調整"することが可能である。

事例：図5-9は，前向きコホート研究の方法を模式的に表している。罹患率は人年（1人を1年追跡して1人年）当たりの罹患数で表される（疫学：疾病頻度）。結果は，非曝露群に対する曝露群の罹患率の比（相対危険度，関連性の指標参照）として表わされる。

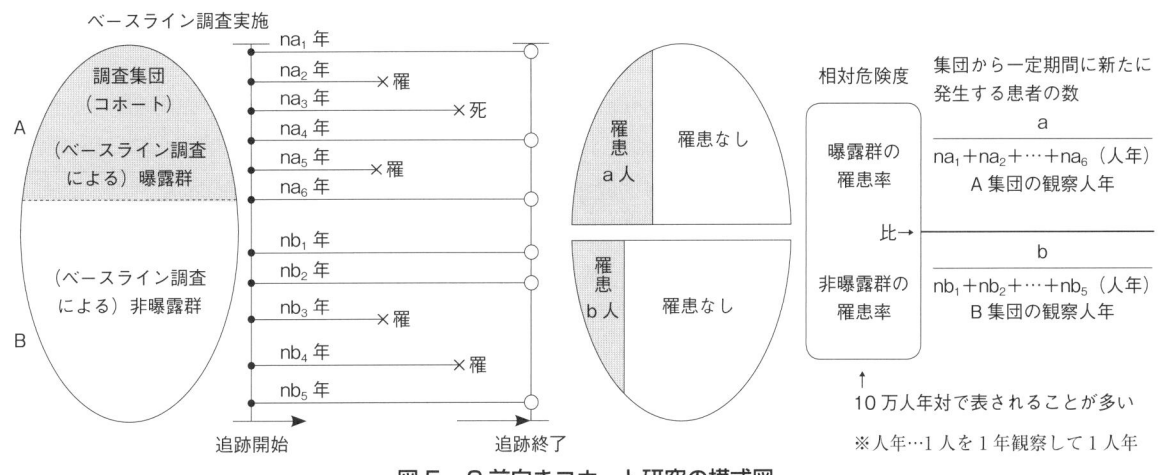

相対危険度

$$\text{比} \rightarrow \frac{\text{曝露群の罹患率}}{\text{非曝露群の罹患率}} = \frac{\dfrac{a}{na_1+na_2+\cdots+na_6 \text{（人年）}}}{\dfrac{b}{nb_1+nb_2+\cdots+nb_5 \text{（人年）}}}$$

集団から一定期間に新たに発生する患者の数 / A集団の観察人年 ／ B集団の観察人年

↑ 10万人年対で表されることが多い

※人年…1人を1年観察して1人年

図5-9 前向きコホート研究の模式図

図5-10の例は，健康な地域住民約8万人を最大7年間，がんと循環器疾患の罹患を追跡した研究である。追跡開始時に行った食物摂取頻度調査から1日当たりの摂取量を算出し，少ない順に4群に分け，追跡期間中に生じたがん・循環器疾患の罹患率を，最少摂取群に対する比（相対危険度）として比較している。年齢，喫煙，肥満など，野菜・果物の摂取およびがん・循環器疾患の罹患と関連する別の要因（交絡要因）の影響を取り除いている（多変量調整）。果物の最少摂取群に対する多量摂取群の循環器疾患罹患の相対危険度が低下している。果物摂取は循環器疾患に予防的な関係が認められた，という結果を示している。

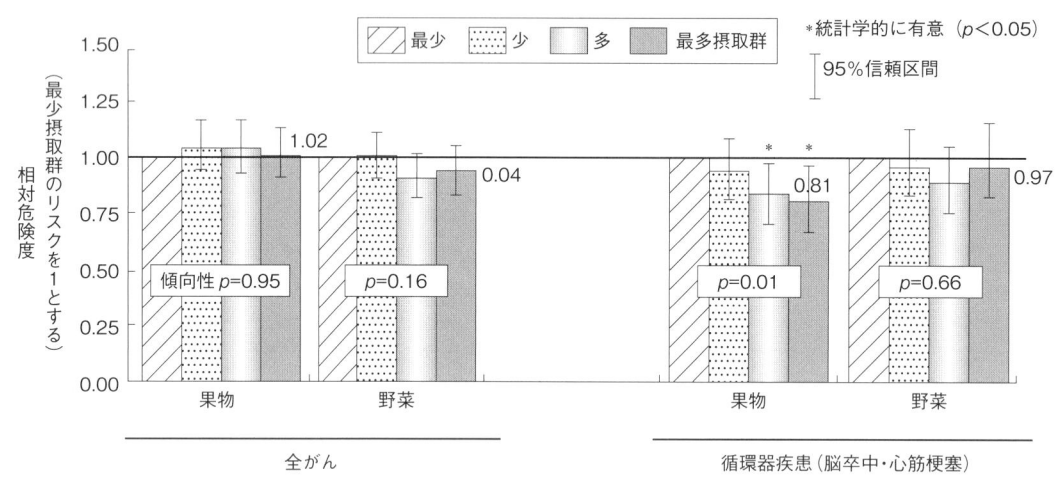

図5-10 果物，野菜摂取量と全がんおよび循環器疾患の相対危険度

資料：国立がん研究センター，がん予防検診研究センター予防研究部，多目的コホート研究（JPHC Study）：http://epi.ncc.go.jp/jphc/outcome/307.html

---

偶然の影響を定量的に評価する方法の1つに統計的推定があり，点推定と区間推定の2種類がある。ある対象者で観察された関係性（相対危険度，オッズ比など）を，母集団での関係性にそのままあてはめたものが点推定値である。この対象者で観察された点推定値は，偶然の影響を受けた観測値なので，もう一度母集団から抽出した他の標本で行えば，異なる点推定値が観察される可能性がある。同じ研究を繰り返して関係性を観察した場合に期待される点推定値の変動の度合いを区間推定という。95%信頼区間は，同じ研究を100回繰り返したうちの95回において観察されることが期待される推定値の幅を示したものである。また，図5-10の傾向性の検定は，摂取量が多い群の方へ向かって直線的にリスクが下がるかを統計的に検定している。

演習・実習 5-5

前向きコホート研究

下記の表は，日本人におけるナトリウム・塩蔵魚（干物など）とがん・循環器疾患の前向きコホート研究の結果（健康な約8万人の地域住民を最大10年追跡して4,500人が何らかのがん，2,000人が循環器疾患に罹患）である。追跡開始時に食物摂取頻度調査（FFQ）によって摂取量を測定した。表1は摂取量5分位（摂取量の順に，どの群も同じ人数になるように群分けする方法）によるその他の特性（交絡要因）の分布，表2は最少摂取群に対するその他の群の相対危険度（点推定値）と95%信頼区間を表している。

① 交絡の可能性のある要因について説明しよう。
② 結果を説明しよう。
③ 研究の利点・欠点を考察してみよう。

表1　ナトリウム摂取量群別の対象者特性要因の分布

	最少	2番目	3番目	4番目	最多
ナトリウム（中央値, mg）	3,084	4,005	4,709	5,503	6,844
（食塩相当量, 中央値, g）	(7.8)	(10.2)	(11.9)	(13.9)	(17.3)
対象者数	15,500	15,500	15,500	15,500	15,500
男性（n）	9,570	8,050	7,129	6,032	4,949
女性（n）	5,930	7,450	8,371	9,468	10,551
平均年齢	56.1	56.4	56.7	57.1	57.9
現在喫煙者（％）	31.4	27.4	25.1	21.4	19.4
多量飲酒者（％）	27.6	18.2	13.5	9.6	6.0
カリウム摂取量（mg/日）	2,322	2,647	2,805	2,978	3,338

表2　ナトリウム・塩蔵魚摂取量の5等分によるグループ分けに基づいた，全がんと循環器疾患の相対危険度と 95％信頼区間（JPHC Study, 1995, 1998～2004）

	ナトリウム摂取量				干物・塩蔵魚摂取量			
	HR*	95% CI*	HR*	95% CI*	HR*	95% CI*	HR*	95% CI*
	がん		循環器疾患		がん		循環器疾患	
最少	1.0	（参照群）	1.0	（参照群）	1.0	（参照群）	1.0	（参照群）
2番目	1.02	(0.93-1.13)	1.11	(0.96-1.29)	1.08	(0.98-1.19)	0.97	(0.85-1.12)
3番目	1.07	(0.96-1.18)	1.02	(0.87-1.19)	1.05	(0.95-1.16)	0.84	(0.72-0.97)
4番目	1.01	(0.91-1.12)	1.10	(0.94-1.29)	0.99	(0.89-1.10)	0.88	(0.76-1.02)
最多	1.04	(0.93-1.16)	1.19	(1.01-1.40)	1.11	(1.00-1.22)	0.86	(0.74-0.99)
傾向性 p 値	0.61		0.06		0.19		0.04	

多変量調整（性，年齢，BMI，喫煙，飲酒，身体活動，エネルギー，K, Ca 摂取量）
HR（hazard ration）：相対危険度，CI（confidence interval）：信頼区間

参考：Takachi R, et al. Consumption of sodium and salted foods in relation to cancer and cardiovascular disease：the Japan Public Health Center-based Prospective Study. Am J Clin Nutr. 2010；91（2）：456-64. Table1, 2 改変
国立がん研究センター，がん予防検診研究センター予防研究部，多目的コホート研究（JPHC Study）：http://epi.ncc.go.jp/jphc/outcome/380.html

2．評価の種類と方法—経過評価，影響・結果評価

　地域健康・栄養活動の評価は，公衆栄養マネジメントサイクルの中で，経過（過程・プロセス），影響・結果（アウトカム）の観点から行われ，それぞれの評価を行うために，プログラムの企画立案，計画策定の段階において，目的（仮説），評価指標，評価デザイン等について，明確にしておく必要がある。計画の段階で考慮する点の詳細を表5-4に示す。

表5-4　経過評価と影響・結果評価

経過（過程・プロセス）評価 　内容：地域健康・栄養活動事業の目的や目標達成に向けた経過（手順）や活動状況の評価 　評価指標例：実施における情報収集，アセスメント，問題の分析，目標の設定，指導手段（コミュニケーション，教材等），実施者の態度，記録状況，対象者の満足度
影響・結果（アウトカム）評価 　内容：目的・目標の達成度，成果の数値目標に対する評価 　　影響：対象者の行動変容や，それに影響を与える環境などの中間指標 　　結果（アウトカム）：健康と QOL 向上に関する最終指標 　評価指標例 　　影響：生活習慣，知識・周囲の理解度，社会資源の利用度など 　　結果：罹患率，有病率，死亡率，肥満度，要介護率，医療費など

コラム：中間指標か最終指標か

評価の指標は，明らかにしたい問題点を測定するものである。例えば，彼氏ができることを目標としたダイエットを想定する（筆者は若かりし日を回想する）。ダイエット成功を評価したいか，彼氏ゲットを評価したいか，（真剣に）突き詰める必要がある（もちろん彼氏ゲットである）。ダイエットに成功しても彼氏ができないこともありそうだ（筆者はどちらにもよく失敗した…）。がん予防ならがんの発生や死亡が最終評価指標となる。例えば，免疫力が高まることや血液中の指標が改善することと，がんの発生そのものが防げることは，異なるものであるという認識が必要だ。デザインばかりでなく評価指標を吟味して疫学研究の結果を解釈することが重要だ。地域健康・栄養活動の評価においても，目標（すなわち評価指標）をはっきりさせる必要があるだろう。

3. 曝露要因と疾病の関連性の指標

1）オッズ比

オッズとは事象が起こる確率（p）と起こらない確率（$1-p$）の比である。相対危険に近似できるものとして利用される。

症例対照研究におけるオッズ比

		曝露 あり	曝露 なし	曝露オッズ
疾病	あり（症例）	p_1	$1-p_1$	$p_1/(1-p_1)$
	なし（対照）	p_0	$1-p_0$	$p_0/(1-p_0)$

オッズ比は，対照群のオッズに対する症例群のオッズの比

症例群のオッズ $\dfrac{p_1}{(1-p_1)}$

対照群のオッズ $\dfrac{p_0}{(1-p_0)}$

演習・実習 5-6

オッズ比

胃がんに対する塩辛摂取の影響を調べるため，胃がん患者100人と，性・年齢をマッチした胃がんのない集団200人の症例対照研究を行った。病気になる前の塩辛の摂取の有無を調べたところ，患者では75人が摂取しており，胃がんのない集団では120人が摂取していた。胃がんの塩辛摂取に対するオッズ比を求めよう。

		曝露（塩辛摂取） あり	曝露（塩辛摂取） なし	曝露オッズ
胃がん	あり（症例）	p_1	$1-p_1$	$p_1/(1-p_1)$ …
	なし（対照）	p_0	$1-p_0$	$p_0/(1-p_0)$ …

2）相対危険度

曝露なし群と曝露あり群の疾病頻度（疾病発生リスク）の比で表したもの。曝露と疾病発生の関連の大きさを観察する。

		曝露 あり	曝露 なし
疾病	あり	a	c
	なし	b	d
合計		a+b	c+d
疾病頻度		a/(a+b)	c/(c+d)

曝露あり群における相対危険度は，曝露なし群の疾病頻度（を1とした時の）に対する曝露群の疾病頻度の比

曝露あり群の疾病頻度（次項図P） $\dfrac{a}{(a+b)}$

曝露なし群の疾病頻度（次項図Q） $\dfrac{c}{(c+d)}$

3）寄与危険

その曝露がなくても疾病は発生する（例：喫煙していなくてもがんに罹患する人もいる）。寄与危険とは，真に曝露によって増加した疾病頻度（発生リスク）として求められる。

曝露あり群の疾病頻度 − 曝露なし群の疾病頻度（P − Q）

曝露あり群の疾患頻度	P
曝露なし群の疾患頻度	Q

演習・実習　5−7

相対危険度

■仮想データ：50歳男性20万人を対象とした前向きコホート研究で虚血性心疾患死亡率を観察した。観察期間は1年，途中で追跡不能になった者はないとする。追跡開始時に調査したところ，喫煙者・非喫煙者はそれぞれ10万人であった。追跡期間中に喫煙群で22人，非喫煙群では12人の虚血性心疾患死亡を確認した。

① 喫煙に対する虚血性心疾患死亡の相対危険度を求めよう。

		曝露（喫煙）			
		あり		なし	
虚血性心疾患による死亡	あり	a		c	
	なし	b		d	
合計		a＋b	10万	c＋d	10万

死亡率……　$a/(a+b)$　　　　　$c/(c+d)$

喫煙群の非喫煙群に対する虚血性心疾患死亡率の相対危険度は，

曝露あり群の疾病頻度　$\dfrac{a}{(a+b)}$　□　……P

曝露なし群の疾病頻度　$\dfrac{c}{(c+d)}$　□　……Q

喫煙群では非喫煙群と比較して　□　倍虚血性心疾患の死亡率が高い。

② 真に喫煙によって増加した（非喫煙群でも他の原因によって発生）虚血性心疾患死亡リスク（10万人年対）を求めよう（寄与危険）。

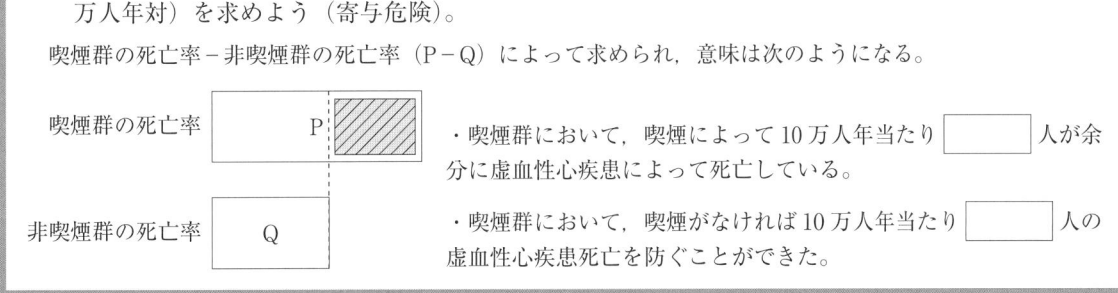

喫煙群の死亡率 − 非喫煙群の死亡率（P − Q）によって求められ，意味は次のようになる。

喫煙群の死亡率	P
非喫煙群の死亡率	Q

・喫煙群において，喫煙によって10万人年当たり　□　人が余分に虚血性心疾患によって死亡している。

・喫煙群において，喫煙がなければ10万人年当たり　□　人の虚血性心疾患死亡を防ぐことができた。

4．地域の健康・栄養計画の評価事例―評価研究の批判的分析

地域健康・栄養活動の評価事例として，これまで専門誌に論文の形式で報告されている評価研究について，その内容と科学的妥当性を分析する。すでに実施された評価研究の批判的分析を行うことにより，活動の評価計画の段階に，考慮すべき点を明らかにすることができる。

研究論文の検討にあたっては，表5−4であげた項目を含む，次頁のチェックリストを利用する（表5−5）。

表5-5 評価研究の批判的分析のためのチェックリスト

Ⅰ. 研究の内容を系統的に理解するためのチェックリスト
- a. 仮　説　　　①研究の仮説（目的）は何か。
- b. 対象者　　　②研究対象の採用基準は何か。
- c. 評価指標　　③最終指標は何か。
  　　　　　　　④中間指標は何か。
- d. 研究デザイン　⑤研究デザインは何か。
  　　　　　　　⑥比較群を設定しているか。どのような方法で設定しているか。
  　　　　　　　⑦評価指標の事前測定をしているか。
  　　　　　　　⑧介入の内容は何か。
  　　　　　　　⑨比較群には何をしているか。
  　　　　　　　⑩評価指標の事後測定をしているか。
- e. 測定項目　　⑪研究対象の基本的属性に関する測定項目は何か。
  　　　　　　　⑫曝露に関する測定項目は何か。
  　　　　　　　⑬結果に関する測定項目は何か。
- f. 主な結果　　⑭交絡の可能性がある要因は何か。
  　　　　　　　⑮介入前の介入群と比較群の特性を比較しているか。
  　　　　　　　⑯曝露と結果の関係はどうか。
  　　　　　　　⑰論文著者の判断では研究の仮説は支持されたのか，反証されたのか。

Ⅱ. 研究の科学的妥当性を吟味するためのチェックリスト
- a. 確率変動の制御　　①研究対象の数は十分か。
  　　　　　　　　　　②統計的検定，推定を行っているか。その結果はどうか。
- b. 平均への回帰の制御　③再検査を行っているか。
  　　　　　　　　　　④比較群を設定しているか。
- c. 測定バイアスの制御　⑤評価指標を同一条件で測定しているか。
  　　　　　　　　　　⑥評価指標を標準化された方法で測定しているか。
- d. 選択バイアスの制御　⑦ランダム化しているか。
  　　　　　　　　　　⑧マッチングをしているか。
- e. 交絡の制御　　　　⑨研究対象の特性制限をしているか。
  　　　　　　　　　　⑩層化分析をしているか。
  　　　　　　　　　　⑪比率の標準化をしているか。
  　　　　　　　　　　⑫多変量解析をしているか。
- f. 結　論　　　　　⑬論文著者の結論は，全体として十分な科学的妥当性があるか。

コラム・検定結果の解釈と標本サイズの決定

「2つの集団のエネルギー摂取量平均値の差は5 kcalで，統計学的検定結果は有意であった」この結果，2つの集団間のエネルギー平均値は本当に異なっているといえるのだろうか。

統計学的検定の差が有意になるかどうかは，関連性の大きさ（この場合は平均値の差の大きさ）と標本サイズの両方に依存する。標本サイズの決定の際には，観察されるだろう差が小さければ標本サイズを大きくし，差が大きければ標本サイズは小さくてよい。逆にいうと，差が小さくても，標本サイズが大きければ統計学的有意な差が得られる。したがって，検定結果が有意であるということと，観察事項の大きさに意味があるものかどうかというのは，実は異なるのである。

では，意味のある差があるかどうかをどうやって判断したらよいか。実は経験や既存の知識など，統計学とは異なる面が，重要になる。栄養士・管理栄養士であれば誰でも，エネルギー5 kcalの差が非常に小さいものであることは，経験上知っているはずである。上述のケースでは，おそらくたいへん大きな集団での比較のため，統計学的な有意差があるものの，実際の差はご飯一口にも満たない小さな違いなのである。

※観察項目の違いによる各種検定方法と標本サイズの計算方法については，疫学・統計学の教科書を参照

事例 A. 栄養指導による個別健康教育の効果

論文題名:「地域における過体重・肥満者を対象とした運動施設利用,栄養指導による個別健康教育と介入効果の検討—筑西市(旧協和町)国保ヘルスアップモデル事業」

野田博之,他,日本公衆衛生雑誌,2006;53:749-761

http://www.jsph.jp/member/docs/magazine/2006/10/53-10-749.pdf に全文掲載されています。

Ⅰ. 研究の内容を系統的に理解する

a. 仮　説

①研究の目的(仮説):過体重・肥満者に対する個別健康教育による生活改善の介入の効果について検証する(仮説:過体重・肥満者に対して,個別健康教育による生活改善の介入は効果的である)。

b. 対象者

②研究対象の採用基準:協和町の基本健康診査(1998年～2003年)の受診者のうち,35～60歳の過体重・肥満者(BMI 25.0 kg/m² 以上)で,かつ2004年5月時点でもBMI 25.0 kg/m² 以上で介入参加について同意を得られた155人。

c. 評価指標

③最終指標:結果評価の指標:体格(体重,BMI,ウエスト),メタボリックシンドロームの有病率

④中間指標:
　・影響評価の指標:生活習慣改善に関するアンケート結果(食生活・減塩・脂質摂取に関するスコア,運動習慣)
　・過程評価の指標:追跡率,栄養診断・個別健康相談の参加率→電話による実施率

d. 研究デザイン(図A参照)

⑤研究デザイン:非ランダム化比較試験

⑥比較群の設定:本人の希望による割り付けで,介入群2群と比較群を設定している。

⑦評価指標の事前測定:開始時のミニ健診において行っている。

⑧⑨介入の内容:
　・高度介入群:栄養相談,月1回の個別栄養相談,週3回の運動
　・中等度介入群:栄養相談,月1回の個別栄養相談,週1回または自宅での運動
　・比較群:従来の地域健康・栄養活動(保健事業)のみ

⑩評価指標の事後測定:6か月後に行っている。

e. 測定項目

⑪研究対象の基本的属性に関する測定項目:性別,年齢

⑫曝露に関する測定項目:高度介入群/中等度介入群/従来群(比較群)

⑬結果に関する測定項目:
　・影　響:生活習慣改善に関するアンケート結果(食生活・減塩・脂質摂取に関するスコア,運動習慣)
　・結　果:体格(体重,BMI,ウエスト),メタボリックシンドロームの構成因子

f. 主な結果

⑭交絡の可能性がある要因:性別,年齢,健康への意識

⑮介入前の介入群と比較群の特性を比較:介入前の両介入群および比較群の特性(年齢層,生活習慣,身体状況)を比較すると,有意な差はなかった。

⑯曝露と結果の関係:
　・影響評価の指標:両介入群において,介入前と6か月後を比較すると,食生活スコア,減塩スコア,脂質スコア,平均運動時間で統計学的有意な増加を認めた($p<0.05$)。
　・結果評価の指標:両介入群において,介入前と6か月後を比較すると,体重で有意な減少を認めた。また,メタボリックシンドローム構成因子数は,比較群において増加し,両介入群では変化がなかったために,統計学的有意な変化量の差を認めた($p<0.05$)。

⑰論文著者の判断では研究の仮説は支持されたのか,反証されたのか:支持された。

第5章 地域健康・栄養活動の評価とその留意点

Ⅱ. 研究の科学的妥当性を吟味する

a. 確率変動の制御

①研究対象の数：155人（高度介入群59人，中度介入群62人，比較群34人）

必要な対象者数の設定に関する記載は論文中にはなし

（標本サイズの設定に関する記述はp.72コラムを参照）

②統計的検定，推定を行っているかとその結果：統計的検定により有意差が確認された。

b. 平均への回帰の制御

③再検査の実施：あり　1998年～2003年と2004年の基本健診の両方で，異常値を示した者に対象者を限定している。

④比較群の設定：あり

c. 測定バイアスの制御

⑤評価指標の同一条件での測定：している

⑥評価指標の標準化された方法での測定：

・生活習慣の評価：過去に地域で使用されたマニュアルを元にアンケートを作成

・体格：ウエストは訓練を受けた測定者が，呼気時立位臍高部を水平測定

・生体指標：メタボリックシンドローム8学会合同委員会基準に準じた方法で実施

d. 選択バイアスの制御

⑦ランダム化：なし

⑧マッチング：なし

e. 交絡の制御

⑨研究対象の特性制限：35～60歳の過体重・肥満者（BMI 25.0 kg/m² 以上）に限定

⑩層化分析：男女別の変化量の違いについて検討を行っている。

⑪比率の標準化：なし

⑫多変量解析：なし

f. 結論

⑬論文著者の結論の科学的妥当性：確率変動と平均への回帰，測定バイアスは制御されている。ランダム化，マッチングをしていないため，選択バイアスと交絡による影響は否定できない。介入前の両介入群および比較群の特性に有意な差はなかったものの，脱落者における分析では，ベースライン時のウエスト値が比較群に比べ高度介入群で有意に低いという結果が得られ，高度介入群におけるウエスト値減少効果の過小評価の可能性があることを著者も研究の限界において指摘している。

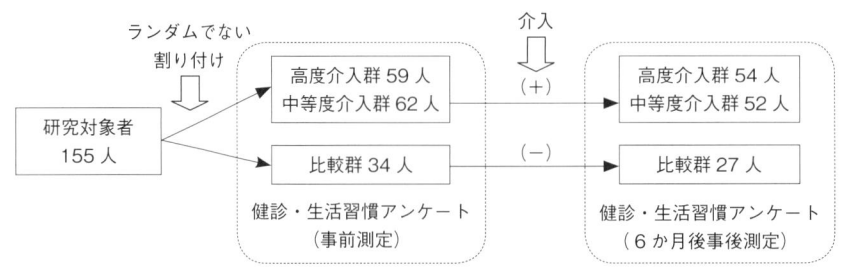

図A　評価研究の流れ

表A 生活習慣，体格指数，メタボリックシンドロームに関する介入効果

	介入前			6か月後				前後変化量の比較
	人数	平均値/割合 ±標準偏差	対照群との差 (p値)	人数	平均値/割合 ±標準偏差	対照群との差 (p値)	前後の差 (p値)	対照群との差 (p値)
飲酒量（合/日）								
高度介入群	59	0.31±0.52	0.89[*1]	54	0.29±0.60	0.56[*1]	0.45[*4]	0.37[*1]
中等度介入群	62	0.40±0.85	0.64[*1]	52	0.27±0.51	0.48[*1]	0.87[*4]	0.66[*1]
対照群	33	0.37±0.83		26	0.38±0.72		0.61[*4]	
食生活スコア（点）								
高度介入群	59	56.5±17.7	0.21[*1]	54	69.3±18.0	0.25[*2]	<0.001[*3]	0.01[*7]
中等度介入群	62	55.2±20.4	0.15[*1]	52	68.0±20.1	0.38[*2]	<0.001[*3]	0.02[*7]
対照群	33	61.0±19.7		27	63.8±15.9		0.47[*3]	
減塩スコア（点）								
高度介入群	59	45.2±19.4	0.30[*2]	54	50.8±19.9	0.009[*2]	<0.001[*5]	0.009[*7]
中等度介入群	62	44.2±17.8	0.53[*2]	52	49.4±16.1	0.009[*2]	0.02[*5]	0.082[*7]
対照群	33	40.8±13.2		27	39.2±14.1		0.61[*5]	
脂質摂取スコア（点）								
高度介入群	59	68.4±14.3	0.71[*2]	54	72.9±12.7	0.87[*2]	0.03[*5]	0.40[*7]
中等度介入群	62	64.3±13.7	0.17[*2]	52	71.8±13.4	0.66[*2]	<0.001[*5]	0.33[*7]
対照群	33	67.7±12.5		27	73.5±12.5		0.04[*5]	
平均歩行時間（分/日）								
高度介入群	59	25.4±37.7	0.32[*1]	54	37.0±55.6	0.43[*1]	0.23[*4]	0.53[*1]
中等度介入群	62	59.3±106.6	0.26[*1]	52	54.6±89.5	0.95[*1]	0.82[*4]	0.36[*1]
対照群	33	38.6±69.8		27	53.1±96.2		0.24[*4]	
平均運動時間（時間/日）								
高度介入群	59	0.33±0.34	0.26[*1]	54	0.60±0.54	0.30[*1]	<0.001[*4]	0.83[*1]
中等度介入群	62	0.30±0.39	0.51[*1]	52	0.58±0.99	0.53[*1]	0.03[*4]	0.72[*1]
対照群	33	0.24±0.40		26	0.46±0.67		0.10[*4]	
歩行又は運動時間が平均30分/日以上（％）								
高度介入群	59	49.2	0.66[*3]	54	74.1	0.21[*3]	<0.001[*6]	0.97[*7]
中等度介入群	62	59.7	0.13[*3]	52	69.2	0.46[*3]	0.05[*6]	0.44[*7]
対照群	33	42.4		27	59.3		0.06[*6]	

使用した統計手法　[*1]：対応のない t-検定　　[*4]：対応のある t-検定　　[*7]：Wilcoxon の順位和検定
　　　　　　　　　[*2]：Wilcoxon の符号付き順位和検定　[*5]：Wilcoxon 検定
　　　　　　　　　[*3]：フィッシャーの正規確率検定　　[*6]：McNemar 検定

（野田，日本公衛誌，2006，p.755　表2　から引用）

演習・実習　5-8

> 活動評価のための介入研究論文（下記に例をあげる）を検索し，チェックリストに沿って，研究内容と科学的妥当性を確認してみよう。
> - 江川賢一　他，過体重・肥満成人における運動と食習慣の改善による体重減少を目的とした地域保健プログラムの有効性，日本公衆衛生雑誌，2007；54：847-857
> - 榊原康人　他，住民の歯の健康づくり得点向上のための歯科衛生士訪問およびリーフレット郵送による介入研究，日本公衆衛生雑誌，2007；56：795-804
> - 松岡友美　他，小学生の母親を対象とした食事と運動指導の評価，栄養学雑誌，2011；69：126-134
>
> 参照URL　　日本公衆衛生雑誌　http://www.jsph.jp/member/library/
> 　　　　　　栄養学雑誌　　　　http://www.jade.dti.ne.jp/~kaizen/journal/index.html

演習・実習　5-9

> K県における「○○（例：高血圧）予防教室」事業の評価研究の計画を立ててみよう。計画を考える際には，表5-5のⅠ①～⑮，Ⅱ①～⑫をポイントにしよう。

第6章
地域健康・栄養活動結果のプレゼンテーション

1．プレゼンテーションの取り扱い

　プレゼンテーション（presentation）とは，会議や商品，論文などの媒体を用いて自らの考えや意見または計画などの承認を得ることを目指して，説明するときに使われる口頭発表である。
　公衆栄養の口頭発表は，自らがかかわるコミュニティの健康課題が明らかとなり，地域住民に協力を求めるとき，具体的に短期・中期・長期目標を計画するとき，活動のための予算獲得（折衝），関係職種間の連携を図るときなど，課題解決策の提案に承認を得つつ，事業実施に向けた承認と協力を依頼するときには必ず実施しなければならない。そこで本章では，プレゼンテーションに際して事前に知っておくべき準備事項などを簡単に紹介する。

2．内容の組み立て方

　プレゼンテーションで大切なことは，決められた時間内に，伝えたい情報を正確に聞き手に届けることである。それゆえ，最初に自分が伝えたいことを要約し（summary），その理由（detail），再度簡単に結論をまとめる（summary）といった順番で内容を整理する。また，最初に要点を述べ（point），次にその理由（reason），具体例や実例（example）を紹介すると，発表内容への理解が深まるようである。そして，最後にもう一度，自分が伝えたいことをまとめて締めくくる（point）ことができれば最高の成果が得られるとされている。前者はSDS法，後者はPREP法と呼ばれる。

3．プレゼンテーションの実際

1）受動的立場から能動的立場へ

　管理栄養士・栄養士は仕事柄，どうしても受動的立場でものを考えることが多い。自分の考えや意見，主張を主体的，能動的に発表する機会を持つことは，プレゼンテーションを突然求められたときなどの対応に有用である。そのため，能動的立場に立った考え方を日頃から練習しておくことが大切である。その際のポイントは自分の意見や考え，提案は最大でも3つまでに絞り，聞き手の記憶に留めることを意識することである。

2）明確な論旨

　まず，明確に伝えたい目的や目標を決定する。そして，聞き手の立場を理解した相手目線で，より具体的で，わかりやすく丁寧な話が聞き手に届く言葉となる。そのためには，あらかじめ発表者の頭の中にある主観的情報と調査結果などから得られた客観的情報を整理し，「紙」の上に簡単なスキーム（枠組み）やシェーマ（模式図）として図式化した後，客観的情報として論理的にわかりやすく並べ直す作業が重要である。

3）効果的な媒体活用

　プレゼンテーションにあたり，事前に聞き手のニーズや会場の様子といった6W2H（p.31参照）に関する情報を収集するとともに，媒体を効果的に活用することを視野に準備する。つまり，プレゼンテーション

では視覚や聴覚・嗅覚・触覚・味覚など参加者（学習者）の五感に働きかけ，理解を助けるための，いわゆる媒体を効果的に使うことが大切である。媒体には印刷媒体や掲示・展示媒体，映像媒体，聴覚媒体，演示媒体，電子黒板などがあり，良い教材・媒体作成の決め手は，①アイディアの深さ，②デザインの巧みさ，③技術の正確さであり，作成のポイントはAIDMAの法則（表6-1）を参考に，聞き手にとって「わかりやすく」「楽しい」「興味深い」プレゼンテーションを心がけることが大切である。

表6-1　媒体作成上の注意点

語		媒体作成時の注意点
A	attention	注意を喚起する
I	interest	興味を持たせる
D	desire	知りたい，学びたい，身につけたいなどの欲求に訴える
M	memory	記憶に留める
A	action	行動を起こさせる

4）コミュニケーション・スキルの育成

　プレゼンテーションを成功させるにはコミュニケーション・スキルの習得が必要である。話の構成は結論（要約）を先に伝えることはもちろんであるが，声の大きさと声の強弱，高低，話す速度，あるいはブレスの置き方（間の取り方）を効果的に活用して，聞き手に話題や意味の区切りを考えさせると理解を促すことにつながる。このことは準言語的コミュニケーションと呼ばれ，言葉や文字による言語的コミュニケーションを支える重要な技術である。加えて，発表者の身振りや手振り，服装，表情などは非言語的コミュニケーションと呼ばれ，これも言語的コミュニケーションを支える技術である。

　それゆえ，聞き手にあった話し方をすることはもちろん，問いかけで聞き手の思考を整理するために時間を設けたり，集中力が低下しているときには休みを取り入れたり，ユーモアを交えて楽しく飽きさせないための工夫を取り入れたりといった具合に，聞き手の表情や反応を観察・把握し，聞き手の状況に臨機応変に対応できる技術の習得も大切である。限られた時間内でプレゼンテーションを成功させるには，日頃から積極的にプレゼンテーションの機会を得てより良いプレゼンテーションのあり方を絶えず試行錯誤し，振り返ることが重要である。

4．スライドの作り方

1）スライドデザイン

　スライドデザインは聴衆に与える印象を大きく左右する。アニメーションやパワーポイントに内蔵されている各種のスライドデザインを多用した発表が，近年多くみられるようになった。しかし，最もインパクトを与えるのは白ベースのスライドに黒文字，そして，強調したい内容を赤文字で示すスライドである。

　また，各種アニメーションや音響，DVDビデオ映像などを効果的に取り入れると，このことが聴衆の視覚と聴覚に訴え，眠気予防になるとともに講義に集中して参加できることにもつながる。いつ，どこで，誰に対して，何を伝えるのか，そのためにはどのようなアニメーションやスライドデザイン，音響，映像媒体をどのような流れで取り入れて構成するかがプレゼンテーション技術となる。

　このとき，プレゼンテーションスライドではグラフや表のタイトルはそれぞれの上段に記述するのが一般的である（グラフには単位の記載を忘れないこと）。一方，論文などの報告書は，グラフでは下段にタイトル，上段に図を，表では上段にタイトル，下段に対象者数や検定法などを示すのが一般的である（図6-1，6-2）。表記法が異なる点に注意する。

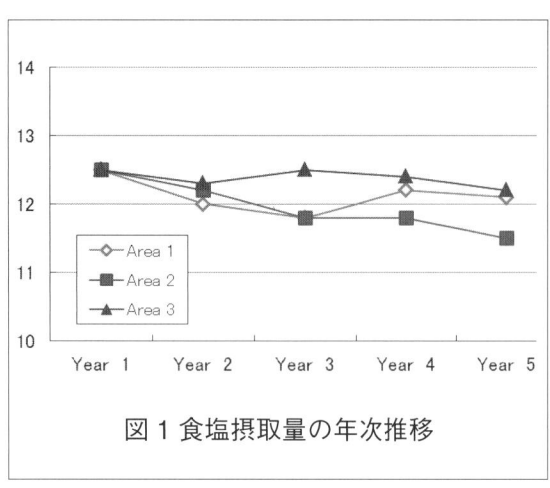

図6-1　論文などのグラフのスタイル

表　食物摂取状況（減量期）

		2009年	2010年	p
エネルギー*	(kcal)	2264 ± 677	2091 ± 463	0.181
たんぱく質*	(g)	67.4 ± 19.7	60.3 ± 15.5	0.212
鉄†	(mg)	8.8 ± 3.2	7.2 ± 2.0	0.074
たんぱく質E比†	(%)	12.1 ± 2.2	11.6 ± 1.7	0.730
動物性たんぱく比*	(%)	42.5 ± 13.2	43.1 ± 10.2	0.876
豆類†	(g)	77 ± 72	51 ± 44	0.209
魚介類†	(g)	25 ± 28	20 ± 22	0.345
肉類*	(g)	65 ± 36	62 ± 37	0.816
卵類*	(g)	28 ± 19	24 ± 13	0.479
乳類†	(g)	222 ± 80	219 ± 120	0.433

値は平均値±標準偏差で示した。n=14
*．対応のあるt検定。　†．Wilcoxonの符号付き順位和検定。

図6-2　論文などの表のスタイル

2）スライド構成

プレゼンテーションは，1枚目にタイトル（図6-3），2枚目に目次，3枚目に背景（概要や要点，伝えたいこと，研究の目的など），4枚目以降は，調査プロトコールや統計解析などの方法，結果（文字よりもグラフや表を多用する），考察の順番で説明し，最後にまとめて（結論）終了する。

3）文字サイズのポイント（図6-3，図6-4）

① 各スライドタイトルの文字サイズは40フォント以上とする。
② スライドの文字サイズは28フォントを標準とする。
③ 各種フォントを効果的に活用する。
④ 数字の表記は半角を用いる。
　（×全角：２３５６，○半角：2356）

4）スライド枚数および文字数（図6-4）

① スライド1枚はほぼ400文字分を1分間のスピードで話すとよい。
② ポイントのみを箇条書きにする（長文は避ける）。
③ 伝えたいことはすべて目の前に書いて紹介する。

5）プレゼンテーションの仕方

① 挨拶を忘れない（「こんにちわ」「○○の××です」「ありがとうございました」）。
② 原稿は読まない，ノート機能は使わない（聴衆に顔をむけて話す）。

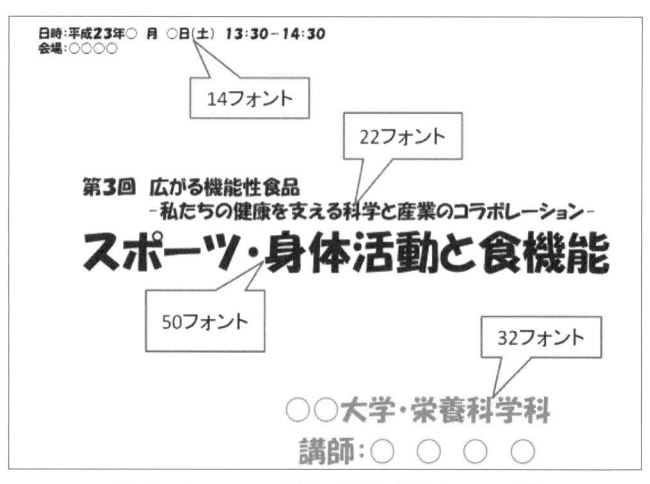

図6-3　スライドの背景デザインの一例

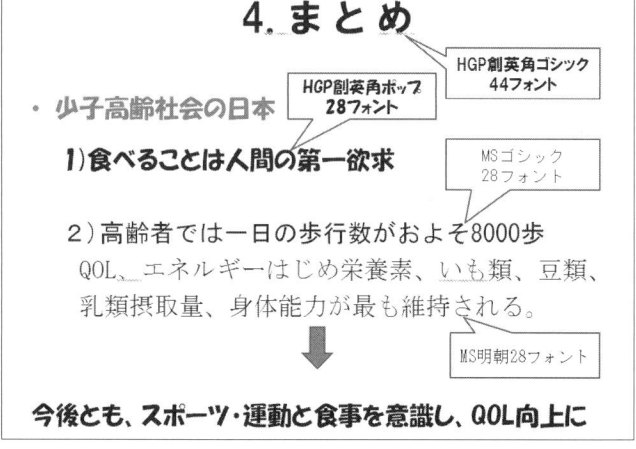

図6-4　スライドの背景デザインの一例

③ 聴衆とともに（ゆっくりと聴衆の理解度，表情などを確認する余裕が必要）。
④ 発表時間を厳守する（すべての講演は時間で管理されている。多少早口になっても時間どおりに終えることが最も重要である。発表時間が余る場合，また時間不足のため話をまとめきれない場合，いずれも発表そのものが評価されないこととなる。与えられた時間内に自らの考えをまとめる練習が大切である）。
⑤ コンピューターから離れ，スクリーンの前などで無線機能やポインターを活用して聴衆に訴えることも必要である。
⑥ 緩急を取り入れた話術（話題が変わる度に風景画や植物写真などを用いることも効果的）を心がける。そのためにも少なくても3回，ボイスレコーダーなどを活用してリハーサルをする必要がある。

演習・実習 6-1

事例によるパワーポイントの作成（題名・目的・方法・結果・考察・結論）
　企画書やプレゼンテーション資料に基づき，SDS法やPREP法を用いて実際に調査結果をまとめ，発表してみよう。

演習・実習 6-2

学生のプレゼンテーションのチェック評価
　プレゼンテーションを実施し，下記の表を参考に発表内容・方法などを評価してみよう。

プレゼンテーションの実施	非常によい	よい	ふつう	よくない	全くよくない
①媒　体					
・プレゼンテーションの流れは一貫しているか	5	4	3	2	1
・要点をまとめたプレゼンテーションになっているか	5	4	3	2	1
・スライドは文字よりも図や表，絵を多用しているか	5	4	3	2	1
・スライドはわかりやすくカラー化されているか	5	4	3	2	1
・スライドの文字サイズは適切か	5	4	3	2	1
②態　度					
・原稿は読まないで発表できているか	5	4	3	2	1
・服装・身だしなみは適切か	5	4	3	2	1
・熱意を持ってプレゼンテーションができているか	5	4	3	2	1
・姿勢は適切か	5	4	3	2	1
・きちんと聴衆を見て発表できたか	5	4	3	2	1
・声の大きさ，トーンは適切か	5	4	3	2	1
・言葉づかいは適切であったか	5	4	3	2	1
・話すスピードは適切であったか	5	4	3	2	1
・言葉ははっきりと聞き取ることができたか	5	4	3	2	1
・常にほほ笑みを絶やさずできているか	5	4	3	2	1
③時　間					
・発表は決められた時間に終了できたか	5	4	3	2	1
プレゼンテーションへの参加意欲					
・目的は明確に書き示されているか	5	4	3	2	1
・聴衆を把握しているか	5	4	3	2	1
・公衆栄養活動の目標と発表内容は一致しているか	5	4	3	2	1
・参加意欲はそそられたか	5	4	3	2	1
				合計得点	点

参 考 文 献

Green LW, Kreuter MW：Health Promotion Planning 2nd Edition An Educational and Environmental Approach, Mayfield Publishing Company, 1991. 神馬征峰ほか訳，ヘルスプロモーション―Precede Proceed モデルによる活動の展開，医学書院，1997.

Green LW, Kreuter MW：Health Promotion Planning 3rd Edition An Educational and Ecological Approach, Mayfield Publishing Company, 1999.

ローレンス・W. グリーン，マーシャル・W. クロイター，神馬征峰訳：実践ヘルスプロモーション，医学書院，2005.

岩永俊博：地域づくり型保健活動のすすめ，医学書院，1995.

岩永俊博，黒田裕子，和田耕太郎：地域づくり型保健活動の手びき，医学書院，1996.

日比野省三，岩永俊博，吉田浩二：保健活動のブレイクスルー，医学書院，1999.

松本千明：保健スタッフのためのソーシャル・マーケティング実践編，医歯薬出版，p.9, 2008.

21 世紀における国民健康づくり運動（健康日本 21）について 報告書，健康日本 21 企画検討会，健康日本 21 計画策定検討会，2000.

Willett W：Nutritional Epidemiology, 1989. 田中平三監訳：第 2 版 食事調査のすべて 栄養疫学，第一出版，2003.

佐々木敏：わかりやすい EBN と栄養疫学，同文書院，2005.

佐々木敏，等々力英美ほか：EBN 入門 生活習慣病を理解するために，第一出版，2000.

佐々木敏：Evidence-based Nutrition EBN 栄養調査・栄養指導の実際，医歯薬出版，2001.

Thompson FE, Byers T, 徳留信寛監訳：食事評価法マニュアル，医歯薬出版，1997.

「健康日本 21」における栄養・食生活プログラムの評価手法に関する研究班：地域における健康・栄養調査の進め方，平成 15 年度厚生労働科学研究費補助金健康科学総合研究事業，2004.

高橋啓子，吉村幸雄，開元多恵，國井大輔，小松龍史，山本茂：栄養素および食品群別摂取量推定のための食品群をベースとした食物摂取頻度調査票の作成および妥当性，栄養学雑誌 2001；59（5）；221-232.

吉村幸雄，高橋啓子：エクセル栄養君食物摂取頻度調査 FFQ g Ver3.0, 建帛社，2010.

日本栄養改善学会：食事調査マニュアル はじめの一歩から実践・応用まで 改訂 2 版，南山堂，2008.

厚生労働省：平成 21 年国民健康・栄養調査報告，2011.

伊達ちぐさ：24 時間思い出し法による食事摂取量の評価，栄養日本 1999；42（4）；9-11.

吉田寿夫：本当にわかりやすいすごく大切なことが書いてあるごく初歩の統計の本，北大路書房，2010.

内田治：すぐに使える EXCEL による統計解析とグラフの活用，東京図書，2009.

上田太一郎監修：EXCEL でかんたん統計分析―［分析ツール］を使いこなそう！，オーム社，2007.

厚生労働省：日本人の食事摂取基準（2010 年版），2009.

辻新六，有馬昌宏：アンケート調査の方法，朝倉書店，1988.

土田昭司：社会調査のためのデータ分析入門，有斐閣，1995.

島崎哲彦編書：社会調査の実際，学文社，2011.

竹原卓真：SPSS のススメ，北大路書房，2011.

〔編著者〕　　　　　　　　　　　　　　　　　　　　　　　　　　　　　　　　（執筆分担）

井上　浩一　　駒沢女子大学人間健康学部元教授　　　　　　　　　　第1章，第2章1．1）2）
　　　　　　　　　　　　　　　　　　　　　　　　　　　　　　　　第3章演習・実習3-2～3-4

川野　　因　　元東京農業大学応用生物科学部教授　保健学博士　　　第2章4．5），第6章

本田　榮子　　元九州看護福祉大学非常勤講師　博士（学術）

〔著　者〕（五十音順）

石原　淳子　　麻布大学生命・環境科学部教授　博士（医学）　　　　第5章2．，4．

大木　和子　　元椙山女学園大学生活科学部教授　博士（医学）　　　第3章演習・実習3-1

草間かおる　　長野県立大学健康発達学部教授　栄養学博士　　　　　第2章4．1）2）4）(1)～(3)5）

五関　正江　　日本女子大学家政学部教授　歯学博士　　　　　　　　第1章2．囲み，第3章

坂田　郁子　　西南女学院大学保健福祉学部教授　　　　　　　　　　第4章3．

高地リベカ　　奈良女子大学生活環境学部教授　博士（医学）　　　　第5章1．，3．

髙橋　啓子　　四国大学生活科学部教授　　　　　　　　　　　　　　第2章3．

竹内　育子　　元広島文教大学人間科学部教授　　　　　　　　　　　第4章2．7）8）

多田　由紀　　東京農業大学応用生物科学部准教授　博士（保健学）　第2章4．3）4）(4)

田村須美子　　元神奈川県津久井保健所管理栄養士　　　　　　　　　第4章1．，2．2）4）6）

坪野　吉孝　　山形さくら町病院，東北大学大学院客員教授　博士（医学）　第5章

橋本　加代　　神戸女子大学家政学部准教授　　　　　　　　　　　　第4章2．1）

早渕　仁美　　福岡女子大学名誉教授　医学博士　　　　　　　　　　第4章3．

森脇　弘子　　県立広島大学地域創生学部教授　博士（保健学）　　　第4章2．3）5）

吉澤　和子　　元長崎県立大学看護栄養学部講師　栄養学博士　　　　第2章1．3），2．

公衆栄養学実習

2012年（平成24年）6月20日　初版発行
2024年（令和6年）9月30日　第13刷発行

編著者　井上　浩一
　　　　川野　　因
　　　　本田　榮子

発行者　筑紫　和男

発行所　株式会社 建帛社 KENPAKUSHA

〒112-0011　東京都文京区千石4丁目2番15号
　　　　　TEL (03) 3944-2611
　　　　　FAX (03) 3946-4377
　　　　　https://www.kenpakusha.co.jp/

ISBN 978-4-7679-0468-9　C3047　　　　　壮光舎印刷／常川製本
©井上，川野，本田ほか，2012.　　　　　Printed in Japan
(定価はカバーに表示してあります)

本書の複製権・翻訳権・上映権・公衆送信権等は株式会社建帛社が保有します。
JCOPY〈出版者著作権管理機構 委託出版物〉
本書の無断複製は著作権法上での例外を除き禁じられています。複製される場合は，そのつど事前に，出版者著作権管理機構（TEL 03-5244-5088，FAX 03-5244-5089，e-mail：info@jcopy.or.jp）の許諾を得て下さい。

別冊

公衆栄養学実習　ワークシート

_____学部　_____学科

学籍番号_____　氏　名_____

公衆栄養学実習　ワークシート　もくじ

演習・実習 1-1（本文 p.3） ... *2*
演習・実習 1-2（本文 p.3） ... *2*
演習・実習 2-1（本文 p.9） ... *3*
演習・実習 2-4（本文 p.16） ... *4*
演習・実習 2-5①（本文 p.17） ... *6*
演習・実習 2-5②（本文 p.17） ... *7*
演習・実習 2-6（本文 p.17） ... *8*
演習・実習 2-13（本文 p.29） ... *9*
演習・実習 3-1①（本文 p.36） ... *10*
演習・実習 3-1②（本文 p.36） ... *11*
演習・実習 3-2（本文 p.38） ... *12*
演習・実習 3-3（本文 p.39） ... *12*
演習・実習 3-4（本文 p.39） ... *12*
演習・実習 4-1①（本文 p.42） ... *13*
演習・実習 4-1②（本文 p.42） ... *14*
演習・実習 4-2（本文 p.44） ... *15*
演習・実習 4-3（本文 p.47） ... *16*
演習・実習 4-4（本文 p.48） ... *17*
演習・実習 4-5（本文 p.50） ... *18*
演習・実習 4-6（本文 p.51） ... *19*
演習・実習 4-7（本文 p.53） ... *20*
演習・実習 4-8（本文 p.55） ... *21*
演習・実習 4-9①（本文 p.57） ... *22*
演習・実習 4-9②（本文 p.57） ... *23*
演習・実習 4-9③（本文 p.57） ... *24*

演習・実習 1-1 ワークシート

地域栄養計画を策定するにあたってのプリシード段階での項目

プリシード段階	アセスメントの対象	指標・統計データ
第1段階 (社会アセスメント)		
第2段階 (疫学・行動環境アセスメント)		
第3段階 (教育／エコロジカルアセスメント)		
第4段階 (運営・政策アセスメント)		

演習・実習 1-2 ワークシート

事 例
　今年も糖尿病教室を昨年と同じように実施したい。効果的な糖尿病教室を実施するために，関係者の間で，事前に確認したい，あるいは共有したい項目を1以外に5つ示してみよう。また，計画の内容をどのような職種と確認，共有化すべきか，共有したい職種をあげてみよう。

(確認または共有化したい項目)
1　指標型の目標とその達成時期
2
3
4
5
6

(職種)　管理栄養士

演習・実習 2-1 ワークシート

	項目（全国）	実　態		調査時点	調査資料
地域や社会集団の特性	人口		人		総務省統計局　国勢調査
	面積		km²		国土地理院 GIS・国土の情報
	年少人口の割合		%		総務省統計局　国勢調査
	生産年齢人口の割合		%		
	老年人口の割合		%		
	老年人口指数				
	従属人口指数				
	労働力人口比率		%		総務省統計局　労働力調査
	世帯数		世帯		厚生労働省　国民生活基礎調査
	65歳以上のみの単独世帯割合		%		
	平均寿命	男	歳		厚生労働省　簡易生命表
		女	歳		
	健康寿命	男	歳		総務省統計局　世界の統計
		女	歳		
	要介護認定者数		人		厚生労働省　介護保険事業報告
	市町村数		市町村		総務省統計局　市町村数
	保健所常勤職員数	管理栄養士	人		厚生労働省 地域保健・健康増進事業報告
		栄養士	人		
	市町村常勤職員数	管理栄養士	人		
		栄養士	人		
	病院数		施設		厚生労働省　医療施設調査
	介護老人保健施設数		施設		厚生労働省　介護サービス施設・事業所調査
	特定給食施設数		施設		厚生労働省　衛生行政報告例
	1歳6ヶ月児健診受診率		%		厚生労働省　地域保健・健康増進事業報告
	3歳児健診受診率		%		
健康栄養状態	医療費（1人当たり）		千円		厚生労働省　国民医療費
	出生率				厚生労働省　人口動態統計
	合計特殊出生率				
	乳児死亡率				
	新生児死亡率				
	周産期死亡率				
	悪性新生物死亡率				
	心疾患死亡率				
	脳血管疾患死亡率				
	有訴者率（人口千人対）				厚生労働省　国民生活基礎調査
	受療率（人口10万人対）	入院			厚生労働省　患者調査
		外来			
	入院患者数（推計）		万人		
	外来患者数（推計）		万人		
	運動習慣者の割合（20歳以上）	男	%		厚生労働省　国民健康・栄養調査
		女	%		
	喫煙率		%		
	飲酒率（生活習慣病のリスクを高める量）		%		
	糖尿病の罹患者数	強く疑われる者	%		
		可能性がある者	%		
	高血圧の罹患率	男	%		
		女	%		
	肥満者の割合（20歳以上）	男	%		
		女	%		
	エネルギー摂取量		kcal		
	食塩摂取量		g		
	脂肪エネルギー比率		%		
	野菜の摂取量		g		
	牛乳・乳製品の摂取量		g		
	豆類の摂取量		g		
	緑黄色野菜の摂取量		g		
	朝食の欠食率		%		

演習・実習2-4　ワークシート

国民健康・栄養調査の食物摂取状況調査記録用紙に従って食事状況を記録する。
記録方法は記入例を参考にする。

食物摂取状況調査記録用紙

　月　　　日　　朝　　　　　　　　　食物摂取状況調査

家族が食べたもの，飲んだものはすべて記入してください				その料理は，どのように家族で分けましたか？									
料理名	食品名	摂取量（重量または目安量とその単位）	廃棄量	氏名	氏名	氏名	氏名	氏名	氏名	氏名	氏名	氏名	氏名
				1	2	3	4	5	6	7	8	9	残

料理・整理番号	調査員記入欄（ここには，記入しないでください）													
	食品番号	調理コード	摂取量（先の家庭記録欄の使用量－廃棄量を記入，外食の場合は「人前」	案 分 比 率									
				1	2	3	4	5	6	7	8	9	残

*「食品番号」「調理コード」を使用するときは，別に番号表，コード表が必要です。

*「案分比率」は左ページの家族の摂取割合（分数，％等）を整数化して記入。

演習・実習2-5　ワークシート①

24時間思い出し法を使って食事調査をしよう。
学生同士でペアになり、お互いの食事内容を聞き取りながら記録する。
聞き取りの仕方は本文を参照。

食事調査用紙（24時間思い出し法）

調査日	朝昼夕間食の区分（食べた人数）	料理名	その料理はどこで入手しましたか　1．家庭で調理　2．宅配　3．スーパーやコンビニで購入　4．外食　5．その他（市販品など）	その料理はどのように調理しましたか　1．そのまま　2．煮る, ゆでる, 炊く　3．直火で焼く　4．揚げる　5．炒める, 油で焼く　6．和える　7．複合（上記番号）	料理に使用した食品　[食品名]	その食品はどのように調理しましたか　1．そのまま　2．煮る, ゆでる, 炊く　3．直火で焼く　4．揚げる　5．炒める, 油で焼く　6．その他	食品の目安量　（目安量）（1人分）	[重量] g

演習・実習2-5　ワークシート②

24時間思い出し法による食事調査が終了したら，栄養計算を実施し，栄養素等摂取量集計表を作成しよう。
データ入力については食事記録法を参考にする。

食事摂取状況について評価する

番号	クラス平均	総合評価
氏名		
身長（cm）		
体重（kg）		
BMI（kg/m²）		
妊娠有無		
生活活動レベル		

栄養素摂取量

栄養素	摂取量	クラス平均	同年齢の国民・健康栄養調査結果	評価
エネルギー（kcal）				
たんぱく質（g）				
脂質（g）				
炭水化物（g）				
カルシウム（mg）				
鉄（mg）				
ビタミンA（レチノール当量）（μg）				
ビタミンD（μg）				
ビタミンB₁（mg）				
ビタミンB₂（mg）				
ビタミンC（mg）				
食物繊維総量（g）				
食塩（g）				

栄養比率

項目		値	適正値	クラス平均値	評価
P比	（％E）				
F比	（％E）				
C比	（％E）				

食品群別摂取量

食品群	摂取量（g）	目標量（g）	クラス平均値（g）	評価
穀類				
いも類				
緑黄色野菜				
その他の野菜				
きのこ類				
海藻類				
豆類				
魚介類				
肉類				
卵類				
乳類				
果実類				
砂糖・甘味料類				
菓子類				
嗜好飲料類				
種実類				
油脂類				
調味料・香辛料				

食事バランスガイド

名称	摂取量（つ：SV）	目標量（つ：SV）	クラス平均値（つ：SV）	評価
主食				
副菜				
主菜				
乳製品				
果物				
菓子・嗜好飲料				

演習・実習 2-6　ワークシート

「エクセル栄養君」アドイン「食物摂取頻度調査 FFQg」を使って，自分の食事を調査し，栄養素摂取状況をまとめよう。

食事摂取状況について評価する

番号		総合評価
氏名		
身長（cm）		
体重（kg）		
BMI（kg/m²）		
妊娠有無		
生活活動レベル		

栄養素摂取量

栄養素	摂取量	食事摂取基準				同年齢の国民・健康栄養調査結果	評価
		推奨量（推定エネルギー必要量）	推定平均必要量	目安量	目標量		
エネルギー（kcal）							
たんぱく質（g）							
脂質（g）							
炭水化物（g）							
カルシウム（mg）							
鉄（mg）							
ビタミンA（レチノール当量）（μg）							
ビタミンD（μg）							
ビタミンB_1（mg）							
ビタミンB_2（mg）							
ビタミンC（mg）							
食物繊維総量（g）							
食塩（g）							

栄養比率

項　目		値	適正値	評　価
P比	（%E）			
F比	（%E）			
C比	（%E）			

食品群別摂取量

食品群	摂取量（g）	目標量（g）	評　価
穀類			
いも類			
緑黄色野菜			
その他の野菜			
きのこ類			
海藻類			
豆類			
魚介類			
肉類			
卵類			
乳類			
果実類			
砂糖・甘味料類			
菓子類			
嗜好飲料類			
種実類			
油脂類			
調味料・香辛料			

食事バランスガイド

名　称	摂取量（つ：SV）	目標量（つ：SV）	評　価
主食			
副菜			
主菜			
乳製品			
果物			
菓子・嗜好飲料			

演習・実習2-13　ワークシート

各自の行動記録をワークシート①に記入し，ワークシート②の生活時間集計表を完成させよう。

ワークシート①

氏名：　　　　　　　　（男・女）　年齢　　歳
体重　　kg
調査年月日：平成　　年　　月　　日

0時　　1時　　2時　　3時　　4時　　5時　　6時

6時　　7時　　8時　　9時　　10時　　11時　　12時

12時　　13時　　14時　　15時　　16時　　17時　　18時

18時　　19時　　20時　　21時　　22時　　23時　　24時

ワークシート②

身体活動	Mets	時間（分）	Mets×時間
合計			

Mets平均値＝　　　　　　　　　　　　　PAL＝

総エネルギー消費量は　　　kcal／日

演習・実習 3-1　ワークシート①

テーマ：

事業テーマ例（ライフステージ別の保健教室）
・メタボリックシンドローム予防教室
・高齢者低栄養予防教室
・低出生体重児予防のための両親教室　など

（1）問題行動の要因分析

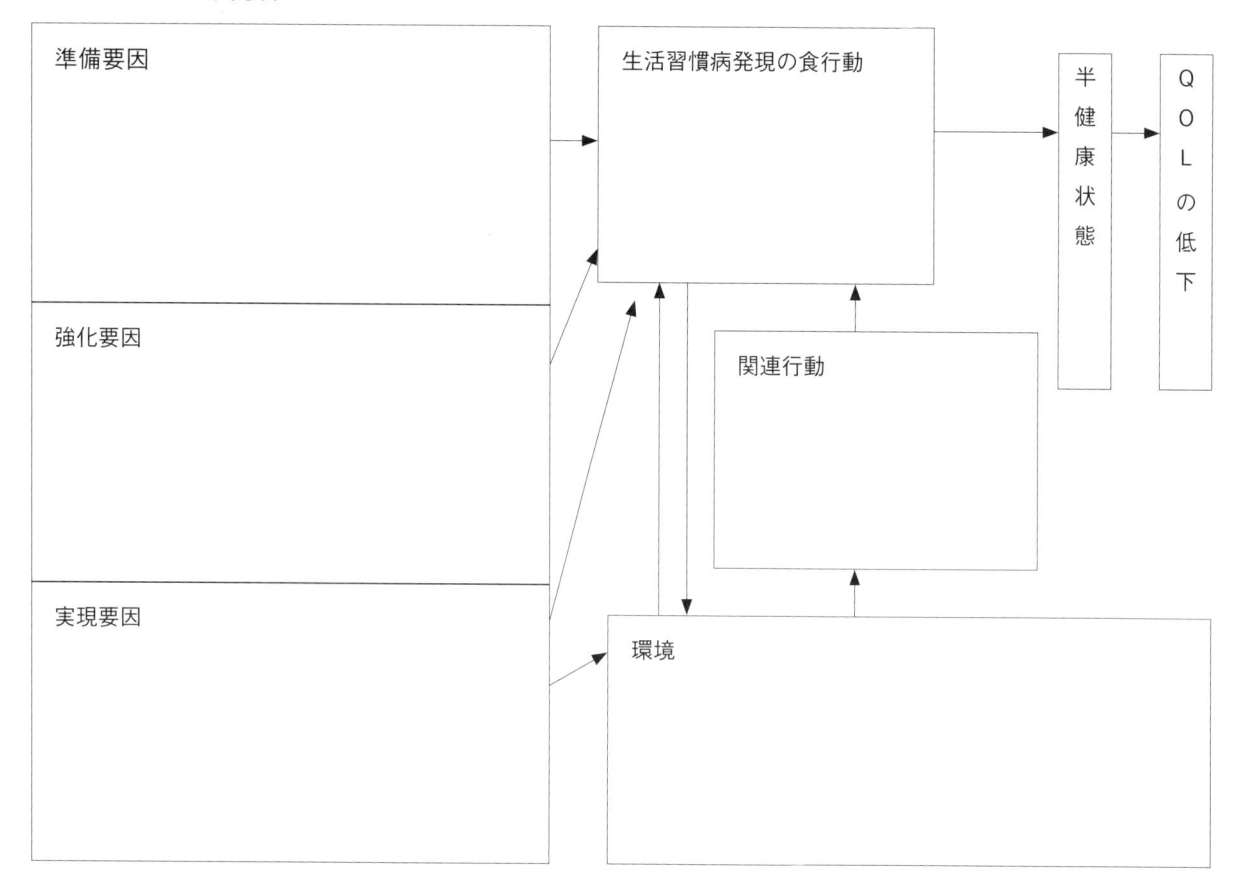

| 準備要因 | → | 生活習慣病発現の食行動 | → | 半健康状態 | → | QOLの低下 |

強化要因

実現要因

関連行動

環境

（2）学習目標（行動目標）の設定

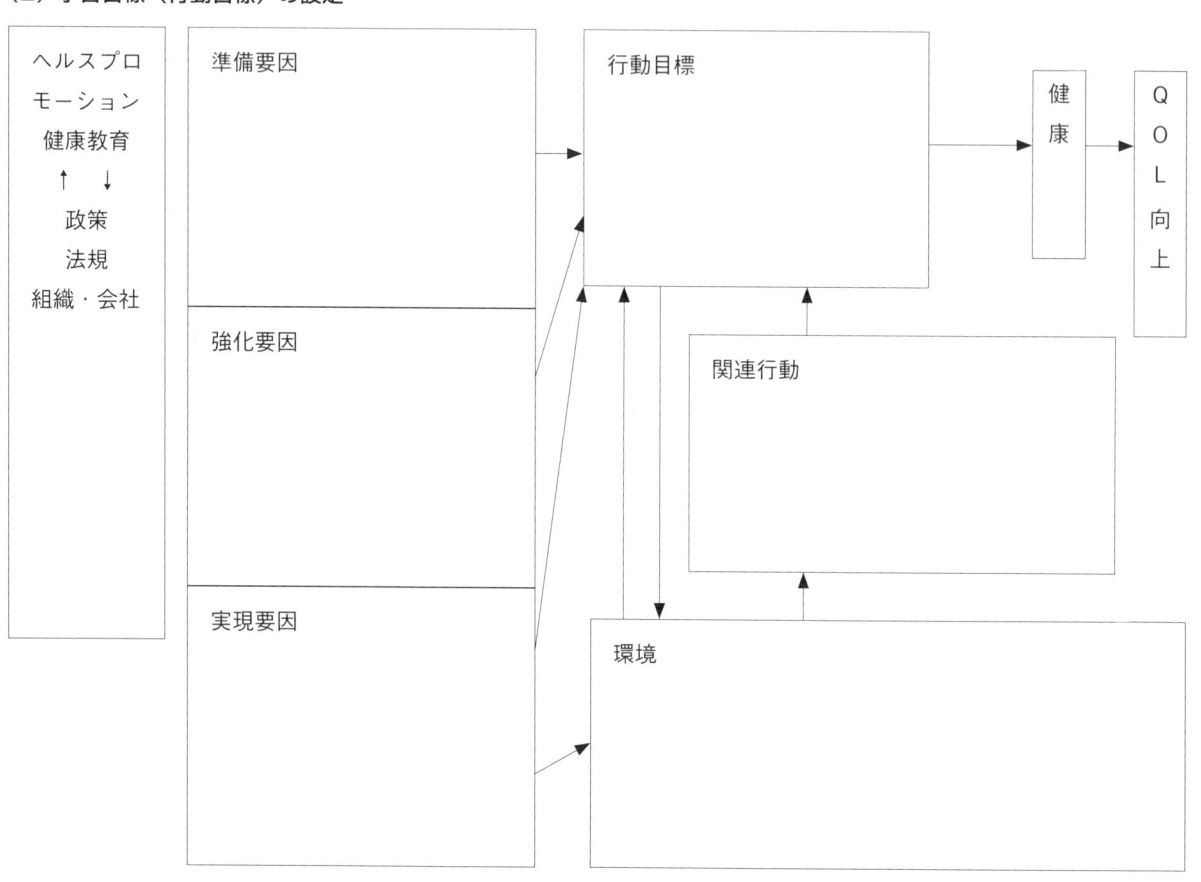

ヘルスプロモーション
健康教育
↑　↓
政策
法規
組織・会社

準備要因

強化要因

実現要因

行動目標 → 健康 → QOL向上

関連行動

環境

演習・実習3-1　ワークシート②

テーマ：

事業カリキュラム

	内　容	学習形態　教材・教育方法　スタッフ
1回目		
2回目		
3回目		
4回目		

指導案：

ねらい：

	活動のステップ	活動のポイント	準備するものなど
導入	ステップ1		
展開			
まとめ			
評価			

演習・実習3-2 ワークシート

現状と課題	関連資料	目標（評価指標）	取り組みの現状と課題	具体的な対策・計画
【現状】				

演習・実習3-3 ワークシート　　事業計画書シート例（項目）

事業名			
事業実施根拠			
成果目標			
事業の優先理由			
事業内容・方法			
事業実施期間			
実施体制（役割分担）			
事業予算（根拠）			
必要な人材・機器・施設			
事業の手段目標	①	②	③
数値目標項目			
現状値			
実施後の値			
評価方法			
この事業によって期待されること			

演習・実習3-4 ワークシート　　演習・実習3-2の事業計画に対する得点づけ

| 対策事業 | 説明方法 | 対策や事業の効果（普及度） | | 実現可能性 | | 合計点 |
	わかりやすかったか、理解できたか	健康問題やQOLへの影響の大きさ	対策や事業の対象となる住民の割合	対象となる生活習慣や行動の改善可能性	対策や事業の実施可能性	
1班						
2班						
3班						
4班						
5班						
6班						
平均						

演習・実習 4 - 1 -①　ワークシート

特定健診受診率	
受診結果 （BMI，血糖値，血圧，脂質の検査結果の状況）	
保健指導対象者 （受診結果から保健指導対象者を把握） 　情報提供 　動機付け支援 　積極的支援	
社会資源 　連携可能な関係団体・機関	

演習・実習4-1-②　ワークシート

課　題	
ベースライン値と成果目標	
対象者	
方　策 （取り組み）	
社会資源	
担当職種	
予　算	
経過評価指標	
影響評価指標	
結果評価指標	

演習・実習 4-2　ワークシート

実施主体	
事業名	
実施期間	
担当職種	
目　的 および 目　標	
事業に至った 背景 （実態把握）	
対　象	
事業内容	
評価（項目・ 指標・手段）	
予想される 成果	

演習・実習 4-3　ワークシート

実施主体	
事業名	
実施期間	
担当職種	
目的およびお目標	
事業に至った背景（実態把握）	
対象	
事業内容	
評価（項目・指標・手段）	
予想される成果	

演習・実習 4-4　ワークシート

実施主体	
事業名	
実施期間	
担当職種	
目的および目標	
事業に至った背景（実態把握）	
対象	
事業内容	
評価（項目・指標・手段）	
予想される成果	
実施主体	

演習・実習 4-5　ワークシート

実施主体	
事業名	
実施期間	
担当職種	
目的およびび目標	
事業に至った背景（実態把握）	
対象	
事業内容	
評価（項目・指標・手段）	
予想される成果	

演習・実習 4-6　ワークシート

実施主体	
事業名	
実施期間	
担当職種	
目的および目標	
事業に至った背景（実態把握）	
対象	
事業内容	
評価（項目・指標・手段）	
予想される成果	
実施主体	

演習・実習 4-7　ワークシート

実施主体	
事業名	
実施期間	
担当職種	
目的 および 目標	
事業に至った背景（実態把握）	
対象	
事業内容	
評価（項目・指標・手段）	
予想される成果	

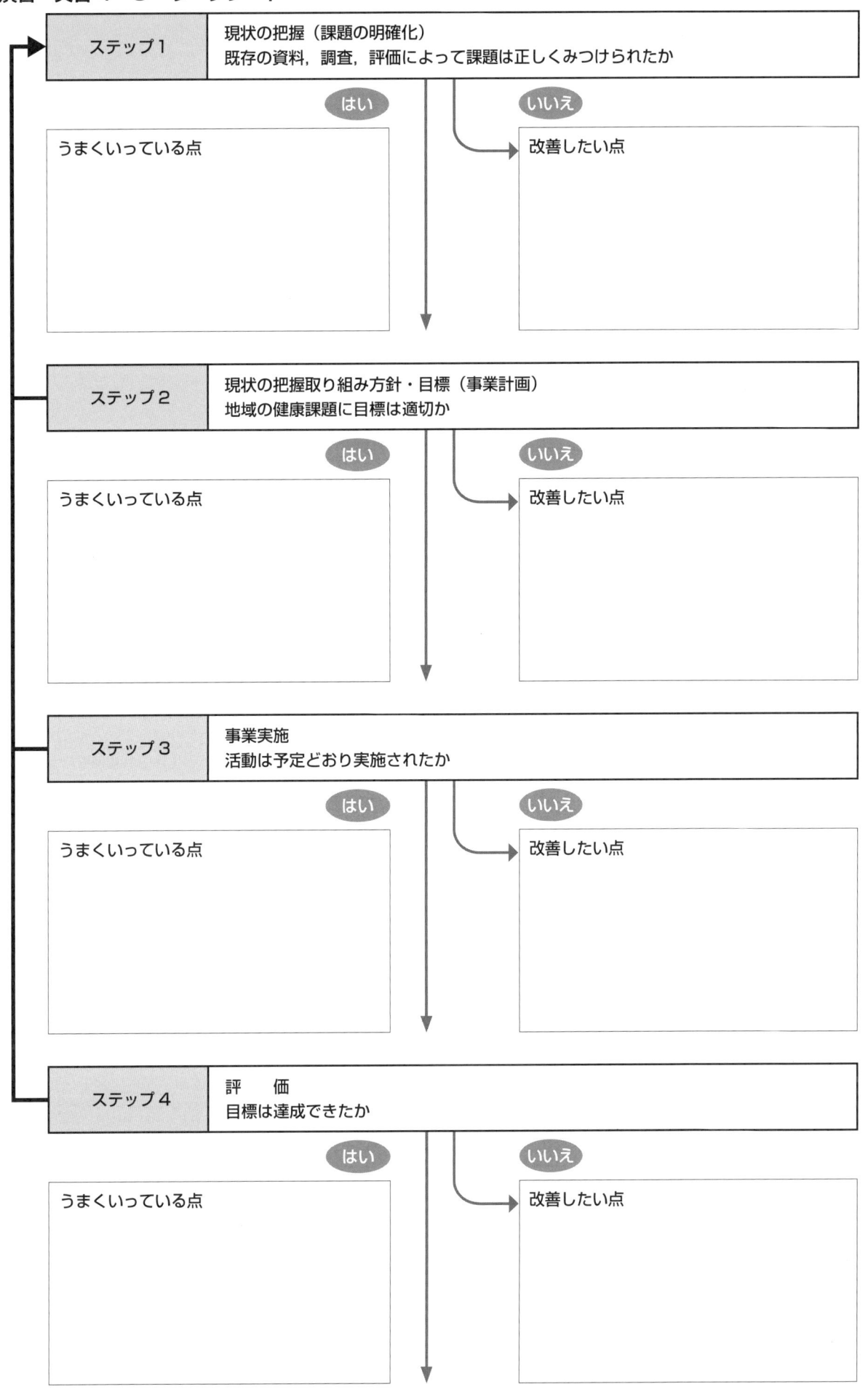

演習・実習 4-8　ワークシート

ステップ1	現状の把握（課題の明確化） 既存の資料，調査，評価によって課題は正しくみつけられたか

はい → うまくいっている点

いいえ → 改善したい点

ステップ2	現状の把握取り組み方針・目標（事業計画） 地域の健康課題に目標は適切か

はい → うまくいっている点

いいえ → 改善したい点

ステップ3	事業実施 活動は予定どおり実施されたか

はい → うまくいっている点

いいえ → 改善したい点

ステップ4	評　価 目標は達成できたか

はい → うまくいっている点

いいえ → 改善したい点

演習・実習 4-9-①　ワークシート

健康教室：各回報告書

事業名	
事業目的	
対象および参加者数	
日　時	
場　所	
従事者　所内	
従事者　所外	
事業内容	
事業評価	
課題および問題点	
経　費	
次回の計画	

健康教室：各回報告書

演習・実習 4-9-②　ワークシート

健康教室：年次報告書

事業名（根拠法令等）	
事業目的	
事業目標	
実施回数	
対象・参加者総数	
事業内容 （実施方法）	
経過評価	
結果評価 （目標達成度）	
次年度への課題	
連携した組織・機関	・連携・協力体制がとれている： ・今後連携・協力体制を強化したい：
経費　予算	
決算	
次年度の方針	

演習・実習4-9③　ワークシート

事業活動報告書
平成　　年度　　＊予算：　　　　　＊根拠法令等：

現状		
課題		
施策目標		
事業概要		
評価指標		目標値	実施状況結果
	企画評価		
	実施評価		
	結果評価		
次年度への課題		

事業活動報告書
平成　　年度　　＊予算：　　　　　＊根拠法令等：